唾液酸化乳果糖的
合成与应用

高海燕　曾洁　邸佳妮　著

化学工业出版社

·北京·

内容提要

本书系统介绍了乙酰唾液酸化乳果糖和脱氨基唾液酸化的酶法合成、纯化、波谱特征、结构鉴定，获得不同连接的唾液酸苷寡糖及其波谱特征。对合成的新型寡糖的抑制有害菌的功能和增殖肠道益生菌的作用进行了系统性的介绍，结合国内外最新的相关研究成果，突出理论与生产实际相结合，希望对参阅者有一定的参考价值。为健康食品特别是婴儿健康食品的设计以及食品安全控制方面提供一定的理论参考。

本书可作为食品、生物、医药技术研发人员和科研人员的参考用书，也可作为大中专院校食品科学、生物工程、医药、食品质量与安全等相关专业的参考用书。

图书在版编目（CIP）数据

唾液酸化乳果糖的合成与应用 / 高海燕，曾洁，邸佳妮著.
—北京：化学工业出版社，2020.3
ISBN 978-7-122-36444-9

Ⅰ.①唾…　Ⅱ.①高…　②曾…　③邸…　Ⅲ.①乳果糖-生物合成-研究　Ⅳ.①R975

中国版本图书馆 CIP 数据核字（2020）第 043494 号

责任编辑：彭爱铭　　　　　　　　　　装帧设计：韩　飞
责任校对：宋　玮

出版发行：化学工业出版社(北京市东城区青年湖南街 13 号　邮政编码 100011)
印　　装：北京虎彩文化传播有限公司
710mm×1000mm　1/16　印张 6¼　彩插 4　字数 75 千字　2020 年 9 月北京第 1 版第 1 次印刷

购书咨询：010-64518888　　　　　　　售后服务：010-64518899
网　　址：http://www.cip.com.cn
凡购买本书，如有缺损质量问题，本社销售中心负责调换。

定　　价：69.00 元　　　　　　　　　　版权所有　违者必究

前　言

功能性低聚糖（寡糖）是对人、动物、植物等具有特殊生理作用的低聚糖。它们具有低热量，抗龋齿，防治糖尿病，改善肠道菌落结构，促进双歧杆菌增殖，降低血清胆固醇，增强机体免疫能力，抵抗肿瘤等独特的生理功能。功能性低聚糖作为生理活性物质，在疾病诊断与防治、营养与保健、植物生长及抗病、畜牧养殖等方面的应用备受关注。利用基因工程、蛋白质工程、糖工程等现代生物技术手段，开发新型功能性低聚糖，研究在食品、医药及农业等方面的应用，是当今研究非常活跃的领域。

作者长期以来从事寡糖及其在食品、医药领域中的应用研究。本书系统介绍了唾液酸化乳果糖的酶法合成、纯化、结构鉴定，获得不同连接的唾液酸苷寡糖及其波谱特征。作者通过浊度法研究不同唾液酸苷寡糖缀合物对大肠杆菌、金黄色葡萄球菌、沙门氏菌的抑菌活性，并探究了唾液酸化乳果糖的抑菌机制及抑菌活性与改变细胞膜功能性的关系；探讨了唾液酸寡糖对双歧杆菌和枯草芽孢杆菌的增殖活性；采用 16S-rRNA 基因高通量测序研究合成的唾液酸寡糖缀合物对小鼠肠道菌群的影响，为唾液酸寡糖在食品和医药中的研究及应用奠定了理论基础。

本书由河南科技学院高海燕、曾洁和锦州医科大学邸佳妮著，在出版过程中得到河南省高校创新人才项目（16HASTIT015）和河南省科技创新杰出青年资助（174100510003）资助。同时得到了化学工业出版社的大力支持，在此表示衷心的感谢！

由于时间仓促，以及作者水平所限，加之实验过程中可能出现的误差，书中难免存在不足之处，敬请读者谅解并提出宝贵意见。

高海燕

2020.2

目　录

第1章
乳果糖与肠道微生物

近年来，随着糖链生物学功能的揭示与认识，糖生物学在国际上已经发展成为一个继基因工程、蛋白质工程的新生物技术学科，活性寡糖在医药、食品、农业等各领域的应用也备受关注。很多科学实验研究表明人体健康与肠道菌群有着密切的关系，肠道菌群可以参与宿主的能量代谢，调控糖类、脂类、蛋白质类物质在肠道中的吸收，从而调节宿主细胞的平衡。而低聚糖对改善肠道菌群有着十分重要的作用。由于低聚糖中的乳果糖具有多种多样的生理学功能，目前乳果糖糖浆被用来治疗各种肠道疾病，如慢性肝性脑炎、便秘等。乳果糖在日本常运用到功能性食品中，世界上每年大约生产 6000 吨的乳果糖用于医药保健方面。

唾液酸在许多生物学现象中起着重要的作用，近年来，对唾液酸相关的功能性寡糖的研究成为热点。每年都有大量以天然产物为母体前提下进行唾液酸化修饰的功能性寡糖方面的相关研究报道。唾液酸及其衍生物在抗流感病毒、抗腺病毒、抗副流感病毒、抗呼吸道合胞病毒、抗轮状病毒等方面具有重要作用，唾液酸的类似物 Zanamivir 和 Tamiflu 已被美国 FDA 批准用于治疗流感。由于病毒对唾液酸寡糖具有识别能力的特性，我们可以利用有免疫活性的乳果糖为母体进行唾液酸糖苷化得到唾液酸修饰的乳果糖类新型低聚糖，此类新型低聚糖具有很大潜力的免疫活性，它的研究对人类非常有意义。用化学方法对乳果糖进行唾液酸糖基化非常困难，这是因为唾液酸糖苷化反应条件较一般糖苷化反应苛刻，立体选择性较差，端基碳的立体构型较难控制，唾液酸糖苷化反应产率差，效率低下。用酶促合成的方法则可以避免以上问题，通过糖基转移酶可以将唾液酸从活化的唾液酸给体（CMP-sialic acid）转移到乳果糖的半乳糖上，这是一种高效的合成方法，而且酶法合成具有对环境污染小、产率高等优点。

本研究团队以具有生理活性的乳果糖为母体，利用最近发展的高效一锅多酶法对乳果糖进行唾液酸糖基化修饰，酶法合成一系列唾液酸化乳果糖衍生物，并对合成的新型寡糖的免疫活性进行系统研究，从而识别并发现具有特殊生物活性的功能性化合物，对于将来研究唾液酸化乳果糖调控生物活性作用的机制打下一定的基础。该项目的实施，也可以为开发新型乳果糖类活性寡糖在功能食品中广泛而深入的研究建立一个良好的平台，特别是在益生元对食品工艺技术和产品品质的影响方面提供有益的理论基础。

1.1　唾液酸和乳果糖

1.1.1　唾液酸

1.1.1.1　唾液酸的来源

唾液酸（sialic acid，SA）是一种以短链残基的形式连接的九碳酸性糖类化合物，最初是从牛颌下腺黏蛋白中分离。唾液酸在世界中普遍存在且种类多样，一般存在于细胞膜最外层的糖类以及分泌糖复合物的关键位置，是糖复合物结构和功能多样化的重要物质基础。唾液酸在生物体内的含量随着生物进化程度的升高而不断增加的，哺乳动物和脊椎动物体内唾液酸的含量远远大于原生单细胞动物。唾液酸主要的外部来源是牛奶、母乳、鸡蛋和奶酪等物质。到目前已确定唾液酸有超过50多种天然衍生物。其中，N-乙酰神经氨酸、N-羟乙酰基神经氨酸是最为常见和重要的唾液酸衍生物。唾液酸通常以短链残基的形式连接在糖蛋白、糖脂等糖缀合物的末端，如以 α-2,3 或 α-2,6 糖苷键连接到半乳糖或 N-乙酰半乳糖胺上，以及 α-2,8 或 α-2,9 糖苷键连接到其他唾液酸上。作为重要的生物信息传递分子，细胞表面糖蛋白和糖脂的唾液酸化修饰在许多生物过程中发挥着至关重要的作用，包括细胞黏附、抗原识别和信号传导等。大量的研究发现唾液酸类化合物在生命体许多重要的生物、生理过程中发挥着不可或缺的作用，它们直接参与细胞与细胞、细胞与有机微生物、细胞与毒素、细胞与抗体酶的相互作用。唾液酸作为神经细胞黏附因子（N-CAM）中蛋白部分介导的负调制器，在细胞间相互作用过程发挥作用，也是中枢神经系统中神经递质的实际受体。已有证据表明人乳寡糖能在体外和体内抑制微生物病原体。人乳中唾液酸寡糖可以作为许多病毒、细菌和寄生虫高度特异性的受体，因此唾液酸寡糖作为抗菌剂的潜力是非常大的。另外，唾液酸在细胞膜上的表达还与肿瘤的产生和转移有密切的关联。

1.1.1.2 唾液酸生物活性

唾液酸具有多种多样的生物学功能，包括细胞之间的信息传导、抗原识别以及细胞黏附。SA的负电荷使红细胞与其他细胞相互排斥，避免了无意义的相互作用，并且它还具有亲水性，使存在细胞表面和分泌性蛋白上的 SA 在人体内发挥着重要的结构性生理调节作用。唾液酸在细胞膜外侧高密度表达，其对肾小球基膜维持正常的过滤功能和足细胞突起至关重要。

研究表明，细胞在生长、分化等过程中表面的糖复合物存在一定的变化。唾液酸可以结合病原和毒素，成为外在性受体的配体，同时也能被唾液酸凝集素结合从而成为内在性受体的配体。好多妨害人体健康的顽疾像脑膜炎、流感、牙周疾病等发病的机制都和病原体分泌的唾液酸酶或唾液酸糖基转移酶密切相关。以唾液酸为前提合成和挑选生物活性物质方面的研究在抗癌转移、抗老年痴呆、治疗神经性疾病、抗炎、抗病毒等方面的已经取得了较大进展，并且发现了一些毒副作用小并且作用机制独特的化合物。唾液酸正在以全新的姿态展现在人们的视野中。

1.1.1.3 唾液酸的制备及其衍生物

唾液酸主要通过化学合成、全细胞生物催化、酶和固定化酶、多聚物分解、天然产物提取、微生物发酵等方法制备。唾液酸的生物合成途径如图 1-1 所示，在尿苷二磷酸-*N*-乙酰葡萄糖胺-2-表异构酶（UDP-GlcNAc 2-epimerase）的催化作用下，尿苷二磷酸-*N*-乙酰葡萄糖胺（UDP-GlcNAc）转化为 *N*-乙酰甘露糖胺（ManNAc），*N*-乙酰甘露糖胺和 ATP 经两次催化反应生成 Sialic acid-9-P，再经过 Sialic acid-9-P phosphatase 去磷酸化生成唾液酸，后经 CMP-Sialic acid synthase 催化生成 CMP-唾液酸，最终通过糖基转移反应在细胞的糖链中表达。

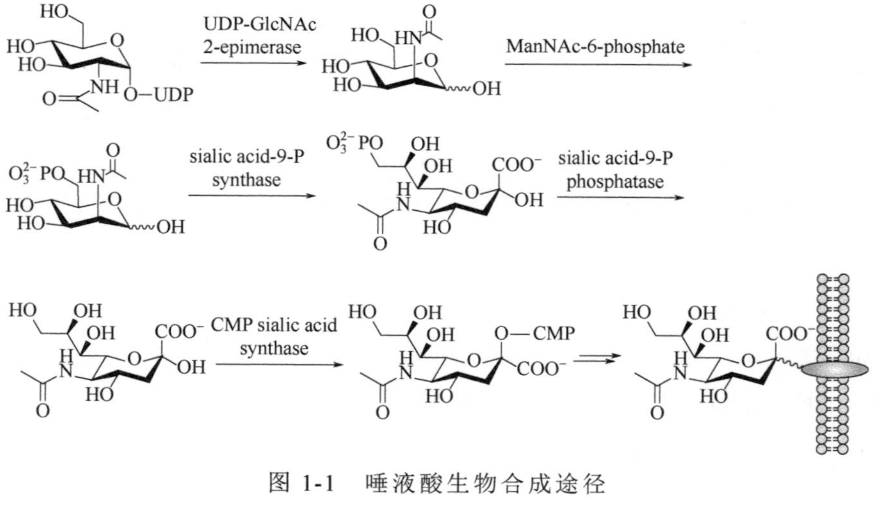

图 1-1 唾液酸生物合成途径

从唾液酸的生物合成途径可知，除唾液酸的 2 号位和 6 号位不能进行修饰外，其他位点均可进行修饰。许多科研人员利用葡萄糖、甘露糖等合成了大量的唾液酸衍生物，大多数 N-乙酰位的非天然唾液酸是由唾液酸醛缩酶催化相应的 ManNAc 衍生物，并与丙酮酸反应制得。目前已确定的唾液酸有 60 多种衍生物，常以 α-2,3 键和 α-2,6键的形式存在人类和猩猩的组织中。近年，"唾液酸组"概念被提出，它是指 SA 的种类和连接是由特定的种属、组织、器官、细胞或亚细胞表达的总和。

1.1.1.4　唾液酸的应用

随着科研人员对唾液酸生物学研究的深入，唾液酸及其衍生物的应用主要表现在以下三个方面：首先是在食品领域中的应用，研究表明，通过饮食补充的外源唾液酸可用于增加脑部唾液酸含量，部分商家通过在婴幼儿奶粉中添加 SA 来有效地促进婴幼儿的神经系统和大脑的发育，例如，美赞臣公司通过提高唾液酸在其配方奶粉中的含量，使其更接近母乳的黄金标准；再者是在医药领域中的应用，唾液酸及其衍生物在抑制流感病毒方面起着关键的作用，以唾液酸为前体研制而成的抗流感病毒药物成为研究的热点，例如葛兰素史克（GSK）公司开发的扎那米韦就是利用唾液酸研制出对流感治疗效果较好的药物；最后是唾液酸在疾病诊断中的应用，已经在黑色素瘤等多种肿瘤患者的血清中发现唾液酸含量明显升高，医学上可以利用唾液酸作为肿瘤诊断的重要标志。

1.1.2　乳果糖

乳果糖（Lactu- lose，4-O-β-D-galactopyranosyl-D-fructose）是由半乳糖和果糖以 β-1,4 糖苷键结合的二糖。由于乳果糖对双歧杆菌的生长具有明显的增殖作用，被人们称为"双歧杆菌增殖因子"。乳果糖可由乳糖在碱性条件下异构化生成，由于其重要的生理活性，乳果糖制备的研究及其工业化生产发展很快。这也大大刺激了乳果糖在医药、婴儿食品等方面的研究。目前市场上主要用乳果糖糖浆作为药物，治疗各种肠道疾病如慢性便秘、肝性脑炎等。在日本也用于食品工业，如功能性食品等。

乳果糖可以降低肠道 pH，抑制产生内毒素的致病菌繁殖，减少毒素来源与吸收。体外实验证明，55mg 乳果糖能使 0.01mg 内毒素失去凝聚活性。口服乳果糖可减少小肠细菌生长，减少肝硬化大鼠的肠道细菌易位，减轻内毒素血症。乳果糖也具有降低乙型肝炎后肝硬化血清内毒素水平的作用，可防治乙型肝炎后肝硬化内毒素血症。有报道在静脉注射或体外培养的条件下，乳果糖表现出了免疫作用，它几乎能完全阻止肝脏细胞的坏死和肝脏组织的炎症。Fleige 等报道了饲喂乳果糖能对动物体内 T 细胞亚群起到免疫调节作用。这些研究表明乳果糖有直接的免疫增强作用，而不仅仅是通过增殖双歧杆菌起间接免疫效应。

1.1.2.1　物化性质

乳果糖的甜味特性类似于蔗糖的口味，不会影响食品的风味，因此可以运用到食品中。研究表明，在相同浓度下，乳果糖的任何一种制品与蔗糖相比黏度变化不大，不会影响食品的加工性能。乳果糖在耐热、耐酸、保湿性上与蔗糖相似，不同含量的乳果糖溶液的水分活度值也与其相同的蔗糖溶液相似。

1.1.2.2　生理功效

乳果糖不容易被人体消化酶水解，能量值极低，极少被转化为脂肪，具有改善脂质代谢、降低血脂等功能。除此之外，乳果糖还可以促进双歧杆菌等有益菌的增殖，从而改善肠道菌群结构，调节肠道功能，减少自由基对机体细胞的损伤，抑制肠道腐败菌的生长，抑制有害物质的产生。

乳果糖虽然不能被人体直接消化吸收，但可以由肠道细菌发酵

产生副产物 H_2，H_2 是一种独特的抗氧化剂。乳果糖还可以通过直接灭活、减少产生、增加排出等方式降低血内毒素的水平。除了降低对机体的直接损害外，乳果糖的另一作用是减少炎性介质的释放，能够辅助纠正体内氧化系统的失衡。乳果糖还具有增强免疫力、抗肿瘤、加强肠道蠕动、抗衰老等生理作用，由于乳果糖具有一些生理功能的特性和优良加工性能，所以被广泛应用于饮料、食品、饲料、医药工业各个行业领域。

1.2 肠道微生物概述

肠道微生物是指存在于肠道部位的所有微生物，其中包括内腔微生物和黏附在黏液层或黏膜上的微生物。人类的肠道栖居大量的微生物，据有关统计，一个正常成年人肠道细菌的数量大约 10^{14} 个，其总质量高达 $1\sim1.5kg$，其菌群的主要构成类似，而且处于一个相对稳定的动态平衡。在这种平衡状态中，存在于肠道的微生物能发挥持续稳定的作用，但肠道菌群由于饮食、年龄、性别、压力等的影响从而表现出个体差异。肠道微生物在门水平上主要分为拟杆菌门、厚壁菌门、放线菌门和变形菌门，其中拟杆菌门和厚壁菌门约占 97%。毛丙永按照各类细菌对肠道健康的影响，将其分为有益菌群、有害菌群以及兼性菌群三类。

沙门氏菌是引起食源性肠胃炎的革兰氏阴性菌，传播途径非常广泛，主要是在动物的肠道内繁殖。金黄色葡萄球菌属于革兰氏阳性需氧或兼性厌氧菌，可孕育发生多种毒素和酶导致食物中毒，致病性强且耐热，导致急性胃肠炎。大肠杆菌属于革兰氏阴性菌，主要存在人和动物的肠道中，一般不致病，但是有四种大肠杆菌除外。肠道菌群组成了功能强大的微生物生态系统，在代谢、营养、疾病等各个方面都发挥着巨大的作用。如果肠道菌群失衡将导致相关的肠道疾病，严重影响人类的健康，所以维持肠道菌群的动态平衡显得十分重要。现在已证实双歧杆菌可以调节肠道菌群平衡，因为双歧杆菌可以抑制肠道病原菌和腐败菌的生长以及促进肠道蠕动等功能，促进机体肠道中的双歧杆菌生长成为当今研究的热点。同样，乳杆菌也是有益的微生物菌群，在维持肠道生理平衡和生态环境起着必不可少的作用。

1.3　肠道微生物与人体健康

肠道微生物与宿主存在互惠共生双向交流关系，一方面机体提供肠道微生物生长和繁殖的条件，另一方面微生物及其代谢产物反过来对宿主也有着有益的作用。肠道微生物对人体的作用除了在消化、代谢方面外，还可以作为肠道屏障的重要组成部分，在抵抗外来的致病菌、调节免疫机制以及保持宿主健康等方面也具有非常重要的作用。主要体现在肠道菌群可以代谢人体本身不能消化吸收的碳水化合物和肠道上皮细胞产生短链脂肪酸，为宿主本身提供能量和微生物生长繁殖所需的营养。肠道微生物还可调控肠黏膜上皮细胞的分化，合成一些宿主本身不能合成的物质，如 B 族维生素等，同时也参与钙离子、镁离子、铁离子等的吸收。宿主与肠道菌群之间相辅相成，一旦稳态被打破，就会诱发消化系统疾病、代谢疾病等在内的多种病症的发生，如肥胖、糖尿病、自身免疫性疾病等。肠道菌群的一些结构变化甚至可能影响机体的行为模式，掌握肠道微生物和人体各种疾病之间的关系可以更好地预防一些疾病的发生，也可以通过调节肠道菌群的平衡治疗一些疾病。

1.4　功能性低聚糖对肠道微生物的影响

低聚糖或称寡糖，一般是由 3～9 个单糖经糖苷键连接而形成的，在人体内无法被消化酶水解，而是直接进入大肠内，从而滋生双歧杆菌的功效，在调节肠道菌群、抗氧化、调节免疫功能等发挥着重要的作用。

低聚糖可以从天然原料中提取、纯化而得，可以化学合成，也可以利用有关酶参与的反应而得。邓杰等通过水提醇沉的方法提取枣小分子糖，并探讨了其对肠道微生物的影响。研究表明枣中低聚糖可以改善肠道健康。刘祥等通过人体口服和小鼠实验，发现乳酸杆菌和双歧杆菌的数量与大豆低聚糖添加量呈正相关。王中华等经实验发现，大枣低聚糖能降低肠道中大肠杆菌数量并能提高乳杆菌数量。Ketabi用小鼠实验证明了饲喂异麦芽低聚糖组使小鼠肠道细菌总数和乳酸杆菌数量增多。

肠道内的各种细菌都是相对稳定的，它们互相制约、相互调节，共同形成一个微生态系统。研究表明，肠道微生物善于觅食多种来源的低聚糖和多糖，包括饮食和宿主自身分泌的黏液，食源和内源性糖的丰富波动，以及这些分子巨大的化学变化，在肠道上创建了一个动态的、异构的生态环境。在这个环境下有益菌能获得充分的营养，并且能旺盛地生长增殖，从而能抑制有害菌群的形成，进而对宿主的健康发挥重要作用。例如，当人体肠道的菌群紊乱时，有害菌群会大量增殖，代谢和消耗营养物质，而有益菌群由于营养不足影响其生长增殖，从而导致菌群失衡，此时持续服用低聚糖，有益菌可在短期内大量地繁殖从而抑制有害菌群的生长，使肠道菌群逐渐恢复平衡。

研究表明，功能性低聚糖还能抑制内毒素、保护肝脏功能，乳果糖可以促进双歧杆菌的生长，双歧杆菌又可以发酵低聚糖，产生一些抗生素物质和短链脂肪酸，从而可以抑制肠内腐败菌和外源致病菌生长，如金黄色葡萄球菌、沙门氏菌、大肠杆菌等。低聚糖还具有激活免疫、抗肿瘤、抗衰老、降低血清胆固醇、降低血压等生理功效。此外，功能性低聚糖虽然不能被人体消化酶系统降解，但会被肠道微生物群落选择性分解，并且产生具有挥发性的有机酸，从而使肠 pH 值降低，从而抑制有害菌的繁殖，以减少有毒代谢产物生成，改善肠道微环境。

第 2 章
唾液酸化乳果糖的合成、纯化及表征

乳果糖是由半乳糖和果糖 β-1,4 糖苷键相结合而成，又名乳酮糖、异构乳糖。最初由 Montgomgry 和 Hudson 从加热牛奶中获得。经过许多研究表明乳果糖具有多种功能活性，如促进双歧杆菌的增殖，抑制沙门氏菌的生长繁殖，降低血氨，增强免疫力，调节脂肪代谢，平衡肠道菌群比例和预防龋齿等独特的生理活性。乳果糖已广泛应用于功能性食品、医药和饲料行业中。唾液酸是一类含有9-碳骨架结构酸性氨基糖的总称，是一类神经氨酸的衍生物，系统命名为 5-氨基-3,5-二脱氧-D-甘油-D-半乳壬酮糖。至今，已经发现60 余种唾液酸。唾液酸是一类重要的生物活性物质，在动物的组织和体液中含量较高，是细胞膜糖蛋白和糖脂的重要组成部分。它常与糖蛋白、脂蛋白的脂质相结合形成唾液酸化衍生物，参与生命体的多种重要生理反应，同时可以作为某些微生物的作用位点，也可以作某些毒素的受体。

糖结合在细胞识别、免疫调节、细胞间物质运输等方面起着重要的作用，因此对糖结合的探究极为重要。唾液酸主要有下四种存在形式：游离、低聚糖结合、蛋白质结合和脂质结合，而其中低聚糖结合所占百分比高达 73%。

本章探究乳果糖为受体与供体唾液酸（Neu5Ac）结合，采用一锅双酶法合成唾液酸化乳果糖，并进行分离纯化和表征。

2.1 材料与方法

2.1.1 材料与试剂

乳果糖（lactulose）：英国卡博森斯股份有限公司（Carbosynth Ltd.，UK）。

甘露糖（mannose）：上海一研生物科技有限公司。

三磷酸胞苷钠（CTP）：杭州美亚药业股份有限公司。

唾液酸（Neu5Ac）：宁波经济技术开发区弘翔生化科技有限公司。

唾液酸醛缩酶（Pmaldolase）、CMP-唾液酸合成酶（NmCSS）、唾液酸糖基转移酶（PmST$_1$，Pd26ST）：山东大学糖工程研究中心。

氯化镁（MgCl$_2$）、乙酸乙酯（EtOAc）、甲醇（MeOH）、丙酮酸钠（sodium pyrurate）、超纯水、正丙醇（n-Pro）、氨水、乙醇、醋酸（HAc）、Tris-HCl（pH7.4，7.6，8.0，8.5）等，均为分析纯。

薄层色谱硅胶板，烟台江有硅胶开发有限公司。

柱色谱硅胶（精制型），青岛海洋化工厂分厂。

TLC 染色液：加入 12.5mL 对甲氧基苯甲醛于 212.5mL 冰浴甲醇中，搅拌（防止液体飞溅），小心加入 25mL 浓硫酸于冰浴甲醇中，60min 内加完，淡黄色的染色液储存于−20℃备用。

2.1.2 主要仪器与设备

TQD LC/MS system 质谱仪	Waters，USA
Bruker Avance Ⅲ HD 600 核磁共振	Bruker BioSpin，Billerica，MA，USA
Muttifuge XIR centrifuge	Thermo scientific
ZF-2 三用紫外仪	上海安亭电子仪器厂

YRE-52AA 旋转蒸发仪	巩义市予华仪器责任有限公司
LRH-150B 智能生化培养箱	北京市满仓科技有限公司
	广州市沪瑞明仪器有限公司
CHRIST 冷冻干燥机	德国
SHZ-82 气浴恒温振荡器	江苏金坛市中大仪器厂
SHZ-95B 型循环水式多用真空泵	巩义市予华仪器责任有限公司
ME-104E 电子天平	梅特勒-托利多仪器（上海）有限公司
ZNCL-B 智能恒温磁力搅拌器	河南爱博特科技发展有限公司
恒温鼓风干燥箱	上海琅玕实验设备有限公司
FL-1 可调式封闭电炉	北京市永光明医疗仪器有限公司
冰箱	青岛海尔股份有限公司
玻璃点样毛细管	华西医科大学仪器厂
精密试纸 pH 5.5～9.0	上海三爱思试剂有限公司

烧瓶、试管、镊子、50mL 容量瓶、1.5mL 离心管、50mL 离心管、20mL 具塞试管、烧杯、移液管若干。

2.1.3　试验方法

2.1.3.1　乙酰唾液酸化乳果糖的合成

按照表 2-1 和表 2-2 用移液枪量取各种原料溶剂和酶放入 1mL 离心管中，加水补齐 10μL，振荡使其混合均匀，置于 37℃培养箱中反应 3h。每隔半小时进行一次 TLC 检测，检测其反应程度。

表 2-1　Neu5Ac-α-2,3 lactulose 合成小反应的试剂

试剂	体积/μL
0.1mol/L lactulose	1
0.1mol/L CTP	1.5
0.1mol/L Neu5Ac	1.5
0.2mol/L MgCl$_2$	1

续表

试剂	体积/μL
1mol/L pH8.0Tris-HCl	1
NmCSS（0.3mg/mL）	1
PmST$_1$（0.5mg/mL）	2
H$_2$O	1
总体积	10

表 2-2　Neu5AC-α-2,6 lactulose 合成大反应的试剂

试剂	体积/μL
0.1mol/L lactulose	1
0.1mol/L CTP	1.5
0.1mol/L Neu5Ac	1.5
0.2mol/L MgCl$_2$	1
1mol/L pH8.0Tris-HCl	1
NmCSS（0.3mg/mL）	1
Pd2,6ST（0.5mg/mL）	2
H$_2$O	1
总体积	10

唾液酸化乳果糖合成大反应：称乳果糖 100mg，CTP 246.71mg，Neu5Ac 135.41mg 加于 50mL 试管中，用 5mL 超纯水溶解，用 4mol/L NaOH 调 pH8.0 左右，加入 Tris-HCl（pH8.5）1mL，2mol/L MgCl$_2$ 100μL，然后加入 NmCSS 800μL 和 PmST$_1$（或 Pd2,6ST）800μL，加水补齐至 10mL（总体积 10mL），再检验 pH 值是否 8.5。混合物置于 37℃、转速 110r/min 的气浴振荡器中，反应 20h。采用硅胶薄层层析（TLC）检测反应程度，TLC 检测展开剂采用 *n*-Pro：H$_2$O：NH$_3$·H$_2$O = 5：2：1 和 EtOAc：MeOH：H$_2$O：HAc =6：2：1：0.2。根据检测到的反应情况，可以适当延长反应时间或加适量酶。待乳果糖反应完全后，往反应液中加等体积 95% 乙醇，混合均匀，放入 4℃冰箱中静置 30min，然后在 4℃、7000r/min 下离心 30min，上清

液采用旋转蒸发浓缩。浓缩液采用硅胶色谱柱纯化，收集纯化后的溶液，旋转蒸发浓缩，并冷冻干燥即为成品。最后得到的乙酰唾液酸化乳果糖纯品采用质谱和核磁鉴定结构及纯度。

2.1.3.2 脱氨基唾液酸化乳果糖的合成

α-2,3 脱氨基唾液酸化乳果糖的合成小反应和 α-2,6 脱氨基唾液酸化乳果糖合成小反应的原材料分别见表 2-3 和表 2-4。

表 2-3　α-2,3 脱氨基唾液酸化乳果糖合成小反应的原材料

原材料	体积/μL
0.1mol/L mannose	1
0.6mol/L sodium pyruvate	1
0.1mol/L lactulose	0.83
0.1mol/L CTP	1.2
0.2mol/L MgCl$_2$	1
1mol/L Tris-HCl	1
Pmaldolase	1
NmCSS（3mg/mL）	1
PmST$_1$（5mg/mL）	1
H$_2$O	0.97
总体积	10

表 2-4　α-2,6 脱氨基唾液酸化乳果糖合成小反应的原材料

原材料	体积/μL
0.1mol/L mannose	1
0.6mol/L sodium pyruvate	1
0.1mol/L lactulose	0.83
0.1mol/L CTP	1.2
0.2mol/L MgCl$_2$	1
1mol/L Tris-HCl	1
Pmaldolase	1
NmCSS（3mg/mL）	1
Pd2，6ST（5mg/mL）	1
H$_2$O	0.97
总体积	10

按照表 2-3 和表 2-4 将各种试剂和酶放入 1.5mL 离心管中，混匀，然后放入 37℃恒温培养箱内培养 4h 左右。然后每 30min 进行 TLC 检测，确定反应进程。

脱氨基唾液酸化乳果糖合成大反应的原材料如表 2-5 和表 2-6 所示。称取甘露糖 100mg，丙酮酸钠 293.28mg，乳果糖 126mg，CTP300mg 于 50mL 离心管中。用 5mL 超纯水溶解。用 4mol/L NaOH 小心调节 pH 到 8.0 左右。加入 Tris-HCl 缓冲液（pH 8.5）1mL，2mol/L 氯化镁 100μL，然后加入 NmCSS 800μL，Pmaldolase 500μL，PmST$_1$ 或 Pd2，6ST 800μL，加水超纯水补齐 10mL。再检验 pH 值是否 8.5。反应置于 37℃，转速 110r/min 摇床培养箱中反应过夜，TLC 检测反应进程。待反应中乳果糖完全反应后加等体积 95%乙醇终止反应。然后放入 4℃冰箱中静置 30min。取出，在 7000r/min 离心 30min。将上清液倒入烧瓶中，沉淀用超纯水溶解并离心，收集上清液，并入烧瓶中，采用旋转蒸发浓缩至 2mL，采用硅胶柱层析进行纯化。

表 2-5　α-2,3 脱氨基唾液酸化乳果糖合成大反应的原材料

原材料	质量或体积
mannose	100mg
sodium pyruvate	293.28mg
lactulose	126mg
CTP	300mg
2M MgCl$_2$	100μL
1M Tris-HCl	1000μL
Pmaldolase	500μL
NmCSS（3mg/mL）	800μL
PmST$_1$（5mg/mL）	800μL
H$_2$O	加水补齐至 10mL
总体积	10000μL

表 2-6 α-2,6 脱氨基唾液酸化乳果糖合成大反应的原材料

原材料	质量或体积
mannose	100mg
sodium pyruvate	293.28mg
lactulose	126mg
CTP	300mg
2mol/L MgCl₂	100μL
1mol/L Tris-HCl	1000μL
Pmaldolase	500μL
NmCSS（3mg/mL）	800μL
Pd2，6ST（5mg/mL）	800μL
H₂O	加水补齐至 10mL
总体积	10000μL

2.1.3.3 羟乙酰唾液酸甘露糖的合成

（1）*N*-羟乙酰甘露糖的合成设计见图 2-1。

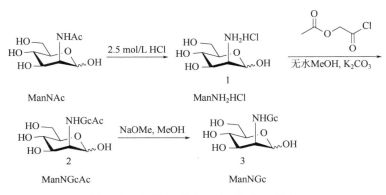

图 2-1 *N*-羟乙酰甘露糖的合成设计

① *N*-乙酰-氨基-甘露糖（ManNAc）5g 溶于 20mL 2.5mol/L HCl，混合物在 60～70℃（油浴）反应 1～2h，除去溶剂，残留物真空干燥，得 ManNH₂HCl。

② 称 2.16g ManNH₂HCl，加入 50mL 无水甲醇、固体 K₂CO₃ 6.91g。混合物搅拌 30min，然后逐滴加入 2.73g（2.15mL）乙酰氧

基乙酰氯（盖盖，接上针头套气球），当反应完成后（TLC 检测），将反应完成的溶液置于离心机中，以 3000r/min 的速度离心 30min；将离心后的上层液放在 40℃的恒温旋转蒸发仪上，旋转蒸发至无水滴滴下，加入适量硅胶粉吸附，再次旋转蒸发；将反应混合物浓缩并采用硅胶柱纯化（二氯甲烷：甲醇 = 10：1），得到 ManNGcAc（产率 80%左右）。

TLC 检测：点样时，点 2 次 0.4μL 样品、2 次 0.4μL 10mmol ManNAc。用乙酸乙酯：甲醇：水=6：2：1 的溶液作为展开剂。

③ ManNGcAc 1g、丙酮酸钠 1.5g、甲醇 20mL、甲醇钠（100～200mg，使反应体系 pH 为 9）反应过夜，加酸性离子树脂中和，过滤，浓缩。得 ManNGc，用于后面唾液酸苷反应。

TLC 检测：点样时，点 2 次 0.4μL ManNAc、2 次 0.4μL 稀释 80 倍的 ManNAc-HCl、1 次 0.4μL 稀释 5 倍的反应样品。用乙酸乙酯：甲醇：水=6：2：1 的溶液作为展开剂。

（2）羟乙酰唾液酸化乳果糖合成小反应的试剂见表 2-7 和表 2-8。

表 2-7　Neu5Gc-α-2,3 lactulose 合成小反应的试剂

试剂	体积/μL
0.1mol/L ManNGc	1.5
0.6mol/L sodium pyruvate	1
0.1m lactulose	1
0.1mol/L CTP	1.5
1mol/L Tris-HCl buffer （pH8.5）	1
2mol/L $MgCl_2$	1
Pmaldolase	1
NmCSS	1
SiaT （$PmST_1$）	1

表 2-8 Neu5 Gc-α-2,6 lactulose 合成小反应的试剂

反应试剂	体积/μL
0.1mol/L ManNGc	1.5
0.6mol/L sodium pyruvate	1
0.1m lactulose	1
0.1mol/L CTP	1.5
1mol/L Tris-HCl（pH8.5）	1
2mol/L MgCl$_2$	1
Pmaldolase	1
NmCSS	1
SiaT（Pd26ST）	1

（3）羟乙酰唾液酸化乳果糖合成大反应的原材料见表 2-9 和表 2-10 设计。

表 2-9 Neu5Gc-α-2,3 lactulose 合成大反应的原材料

原材料	质量或体积
ManNGc	100mg
sodium pyruvate	278mg
lactulose	119mg
CTP	285mg
2mol/L MgCl$_2$	100μL
1mol/L Tris-HCl	1000μL
Pmaldolase	500μL
NmCSS（3mg/mL）	800μL
PmST$_1$（5mg/mL）	800μL
H$_2$O	加水补齐至 10mL
总体积	10mL

表 2-10 Neu5Gc-α-2,6lactulose 合成大反应的原材料

原材料	质量或体积
ManNGc	100mg
sodium pyruvate	278mg
lactulose	119mg

原材料	质量或体积
CTP	285mg
2mol/L MgCl$_2$	100μL
1mol/L Tris-HCl	1000μL
Pmaldolase	500μL
NmCSS(3mg/mL)	800μL
Pd26ST (5mg/mL)	800μL
H$_2$O	加水补齐至 10mL
总体积	10mL

按照表 2-9 和表 2-10 称取 ManNGc 100mg、丙酮酸钠 278mg、乳果糖 119mg、CTP 285mg 于 50mL 离心管中，用 5mL 超纯水溶解。用 4mol/L NaOH 小心调节 pH 到 8.0 左右。加入 Tris-HCl 缓冲液（pH8.5）1mL、2mol/L 氯化镁 100μL，然后加入 NmCSS 800μL，Pmaldolase 500μL，PmST$_1$ 或 Pd26ST 800μL。加超纯水补齐至 10mL。再检验 pH 值是否 8.5。反应置于 37℃，转速 110r/min 摇床培养箱中反应过夜，TLC 检测反应进程。待反应中乳果糖完全反应后加等体积 95%乙醇终止反应。然后放入 4℃冰箱中静置 30min。取出，在 7000r/min 离心 30min。将上清液倒入烧瓶中，沉淀用超纯水溶解并离心，收集上清液，并入烧瓶中，采用旋转蒸发浓缩至 2mL，采用硅胶柱色谱进行纯化。

2.1.4 检测方法

2.1.4.1 TLC 分析

（1）选板 根据点样个数，将市售的薄层色谱板（HSGF254 薄层色谱硅胶板）裁取适当大小。

（2）点样 点样前先用铅笔在距薄层板一端大约 1cm 处每隔适当距离画点，点下方做好标记，同时，样品要做适当稀释，然后用微量进样器分别吸取适量标准品、待测样品小心点于铅笔点处，点样大小要适中，晾干。

（3）展开　把点好样的薄层板放进展开槽中展开，以 V_1（乙酸乙酯）：V_2（甲醇）：V_3（水）：V_4（冰醋酸）=6：2：1：0.2 或 V_5（正丙醇）：V_6（水）：V_7（氨水）=5：2：1 为展开剂进行展开，展开完毕后置于通风橱内的电炉上用小火烤干，拿到 253.7nm 的紫外灯下观察，记下显紫外的点。

（4）显色　将薄层板浸到 TLC 染色剂中润湿，进行染色，在电炉上烘干，待显色充分，取下硅胶板，冷却，记下斑点位置。

观察原料与产物斑点的位置，可以分析出原料是否反映完全，是否有产物生成，估计反应效率。

2.1.4.2　硅胶柱色谱

将硅胶装入洁净干燥的硅胶柱中，压实，并用恒流泵抽气，尽量将柱子装平整，备用。将旋转蒸发浓缩的样品液与少量硅胶混合均匀（一般可见三分之二干粉硅胶），混匀，较大颗粒用小勺碾碎。在 40℃ 下旋转蒸发约 1h 至蒸干水分。然后将处理好的样品用漏斗装入准备好的硅胶柱中，再向样品的上方装入 1cm 厚的硅胶。先用大约 250mL 的乙酸乙酯润洗柱子，然后用不同极性的溶剂进行梯度洗脱。先用洗脱溶剂①洗去样品中的杂质，根据收集液中唾液酸化乳果糖分离情况调整洗脱溶剂极性，最终选用洗脱溶剂②分离出唾液酸化乳果糖。采用薄层色谱法（TLC）检测分离情况，展开剂为 TLC 展开剂①和 TLC 展开剂②。收集纯的样品管，旋转蒸发浓缩并冷冻干燥。

洗脱溶剂①：EtOAc：MeOH：H_2O = 6：2：1。

洗脱溶剂②：EtOAc：MeOH：H_2O = 5：2：1。

TLC 展开剂①：n-Pro：H_2O：$NH_3 \cdot H_2O$ = 5：2：1。

TLC 展开剂②：EtOAc：MeOH：H_2O：HAc = 6：2：1：0.2。

TLC 快速检测：用毛细管取各管中溶液 0.4μL 左右，依次点在硅胶板上，待溶剂挥发或烘干后，置于三用紫外灯下 253.7nm 观察有无显紫外的点，并作相应标记。然后用染色液染色，烤板显色，记录不显紫外的点的位置和管号。然后对不显紫外的试管样品进行 TLC 检测分析，以乳果糖为参照，观察管中成分是原料还是产物。收集产物，浓缩后冷冻干燥，得白色固体，以备核磁分析用。

2.1.4.3 质谱分析方法

质谱（MS）技术能够通过分子量来解析物质的化学结构和分子量，具有灵敏度高，操作简便快速，重复性好，测定时无需标准品的优点，弥补了传统方法的不足之处，所以，MS 分析可用于唾液酸化乳果糖的组分分析。本实验将硅胶柱色谱分离得到的纯产物进行 LC-MS/MS 分析得到质谱图，根据质谱峰的位置及峰的强度对产物进行成分分析和结构分析，采用 TQD LC/MS 系统（Waters，USA），配有真空脱气系统，手动进样，扫描范围 150～800m/z。

2.1.4.4 核磁共振

核磁共振波谱法（NMR）是一种利用物理原理，通过测定共振谱线的特征参数来分析物质结构和性质的方法。NMR 有样品需要量少，不损害样品，操作简便，检测速度快且测量结果精密准确等优点，所以我们用一维核磁共振碳谱（^{13}C-NMR）及一维核磁共振氢谱（^{1}H-NMR）来解析经提纯的唾液酸化乳果糖的结构，将样品溶于重水，测定它们的核磁共振信号，通过所测得的核磁共振谱线数据结合化学分析与数据库信息对比来确定单糖种类、环状结构的类型、多糖残基的取代位置等，区分其异构体，写出结构式，检测其纯度。本文将纯化后的样品 15mg 用 0.5mL 重水溶解，装入核磁分析管中，采用 Bruker Avance Ⅲ HD 600 核磁共振波谱仪（Bruker BioSpin，Billerica，MA，USA）在 600 MHz 进行 ^{1}H 和 ^{13}C 检测，采用 MestReNova 分析软件分析数据。

2.2　质谱分析

2.2.1　乙酰唾液酸化乳果糖质谱

通过分析图 2-2,可知在进样 9.62s 和 12.55s 处分别出现一强烈的分子离子峰（m/z 631.93 和 m/z 632.04）且与 Neu5Ac-α-2,3 lactulose、Neu5Ac-α-2,6 lactulose 的分子量相吻合，再根据实验中所添加的酶的特性，可以判断产物是乙酰唾液酸化乳果糖，并且两个样品纯度较高。

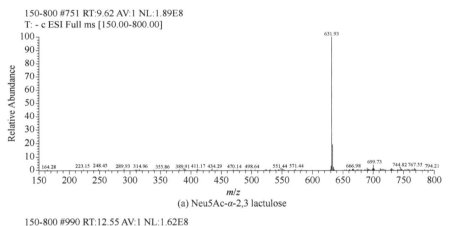

(a) Neu5Ac-α-2,3 lactulose

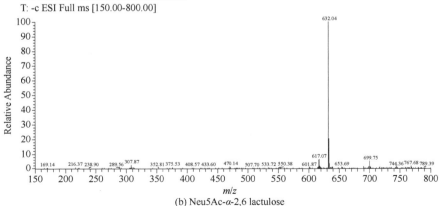

(b) Neu5Ac-α-2,6 lactulose

图 2-2　乙酰唾液酸化乳果糖的质谱图

2.2.2　脱氨基唾液酸化乳果糖质谱

　　由图 2-3 可以看出，样品 *m/z* 为 591，质谱测定减少一个 H，故 *α*-2,3 和 *α*-2,6 脱氨基唾液酸化乳果糖分子量均为 591，且收集的产物比较纯。

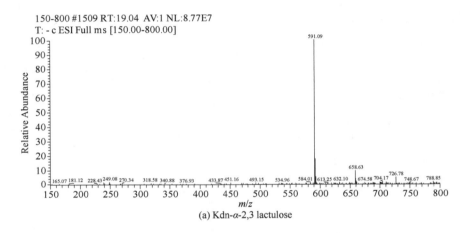

(a) Kdn-*α*-2,3 lactulose

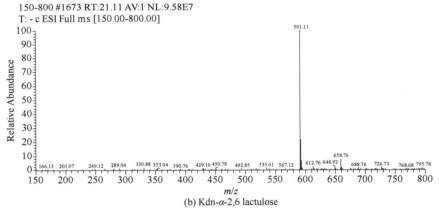

(b) Kdn-*α*-2,6 lactulose

图 2-3　*α*-2,3 和 *α*-2,6 脱氨基唾液酸化乳果糖的质谱图

2.2.3　羟乙酰唾液酸化乳果糖质谱

　　由图 2-4 可知，产物 Neu5Gc-*α*-2,6 lactulose 和 Neu5Gc-*α*-2,3 lactulose 分子量均为 648，且纯度较高。

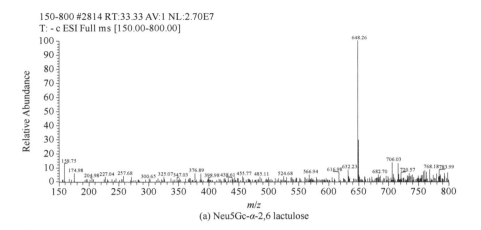

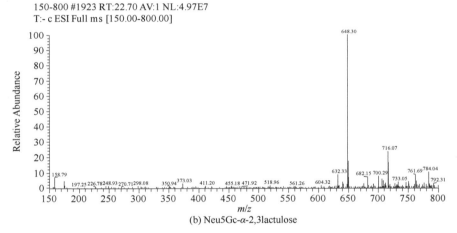

图 2-4 α-2,3 和 α-2,6 羟乙酰唾液酸化乳果糖质谱图谱

2.3 核磁共振图

2.3.1 乙酰唾液酸化乳果糖核磁共振图谱分析

由于多糖上羟基化学位移（δ）可变，影响氢谱的测定，本实验通过重水（D_2O）交换除去。

Neu5Ac-α-2,3Galβ1,4Fruc（产量，100%；白色固体）。^{1}H 谱数据如下：

^{1}H-NMR 谱（600MHz，D$_2$O）δ 4.66（d，J = 7.8Hz，0.7H），4.57（d，J = 7.8Hz，0.3H），4.32-3.56（m，21H），2.77（dd，J = 12.0 和 4.8Hz，1H），2.04（s，3H），1.81（t，J = 12.0Hz，1H）。

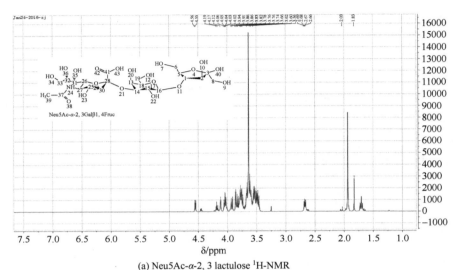

(a) Neu5Ac-α-2, 3 lactulose ^{1}H-NMR

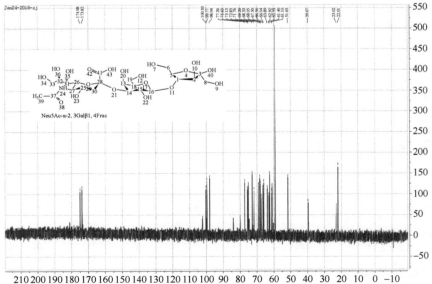

(b) Neu5Ac-α-2, 3 lactulose ^{13}C-NMR

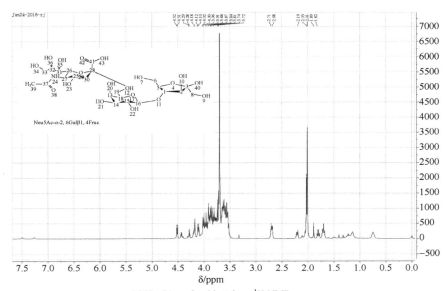

(c) Neu5Ac-α-2，6 lactulose ^{1}H-NMR

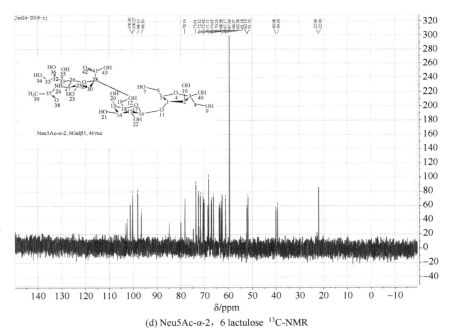

(d) Neu5Ac-α-2，6 lactulose ^{13}C-NMR

图 2-5　α-2,3 和 α-2,6 乙酰唾液酸化乳果糖核磁共振图谱

Neu5Ac-α-2,3Galβ1,4Fruc ^{13}C 谱数据如下：

^{13}C-NMR 谱（150MHz，D$_2$O）δ 174.97，173.81，100.32，99.76，

98.03，77.25，75.61，75.12，72.82，71.75，69.19，68.32，68.04，67.49，66.55，66.03，63.88，62.91，62.52，61.39，61.09，51.64，39.66，23.02，22.01。

Neu5Ac-α-2,6Galβ1,4Fruc（产量，100%；白色固体）。^{1}H 谱数据如下：

^{1}H-NMR 谱（600MHz，D$_2$O）δ 4.55（d，J = 7.8Hz，0.7H），4.18（dd，J = 7.8Hz，0.3H），4.20-3.45（m，21H），2.62（dd，J = 12.0 and 4.8Hz，1H），1.95（s，3H），1.73（t，J = 12.0Hz，1H）。

Neu5Ac-α-2,6Galβ1-4Fruc（产量，100%；白色固体）。^{13}C 谱数据如下：

^{13}C-NMR 谱（151MHz，D$_2$O），isomers δ 176.70，173.45，102.47，101.18，100.29，98.08，96.48，84.78，79.85，78.15，73.59，72.51，72.41，71.70，70.64，70.46，70.24，68.60，68.35，68.27，67.16，67.03，66.26，63.85，63.59，63.12，62.96，62.57，61.17，52.18，51.75，40.07，39.32，22.05。

根据图 2-5，解析出所得产物为 Neu5Ac-α-2,3 lactulose 和 Neu5Ac-α-2,6 lactulose，产物纯度较高。

产物结构如图 2-6 所示：

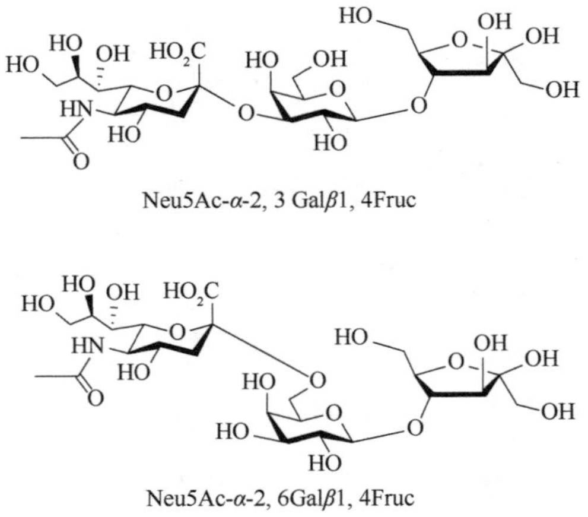

Neu5Ac-α-2, 3 Galβ1, 4Fruc

Neu5Ac-α-2, 6Galβ1, 4Fruc

图 2-6　乙酰唾液酸化乳果糖的结构

2.3.2　脱氨基唾液酸化乳果糖核磁共振图谱分析

　　α-2,3 脱氨基唾液酸化乳果糖 ¹H 谱数据：¹H NMR（600MHz，D₂O）δ 4.54（*d*，*J* = 7.8Hz，0.6H），4.44（*d*，*J* = 8.4Hz，0.4H），4.20−3.43（*m*，21H），2.62（*dd*，*J* = 12.0 and 4.8Hz，1H），1.66（*t*，*J* = 12.0Hz，1H）。

　　α-2,3 脱氨基唾液酸化乳果糖 ¹³C 谱数据：¹³C NMR（151MHz，D₂O）δ 173.96，100.32，99.74，98.03，77.23，75.60，75.14，73.86，72.06，70.21，69.71，69.18，67.67，67.42，66.55，66.03，63.88，62.91，62.59，61.09。

　　α-2,6 脱氨基唾液酸化乳果糖 ¹H 谱数据：¹H NMR（600MHz，D₂O）δ 4.43（*d*，*J* = 8.4Hz，0.6H），4.44（*d*，*J* = 7.8Hz，0.4H），4.20−3.42（*m*，21H），2.57（*dd*，*J* = 12.0 and 4.8Hz，1H），1.59（*t*，*J* = 12.0Hz，1H）。

　　α-2,6 脱氨基唾液酸化乳果糖 ¹³C 谱数据：¹³C NMR（151MHz，D₂O）δ 173.62，101.23，100.30，98.06，78.24，73.63，73.52，72.40，

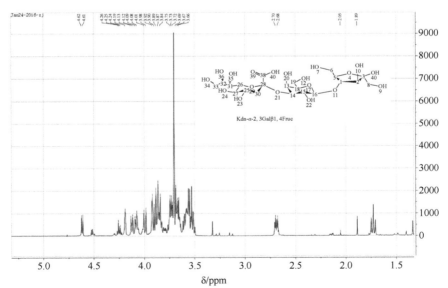

(a) α-2,3脱氨基唾液酸化乳果糖 ¹H谱

图 2-7

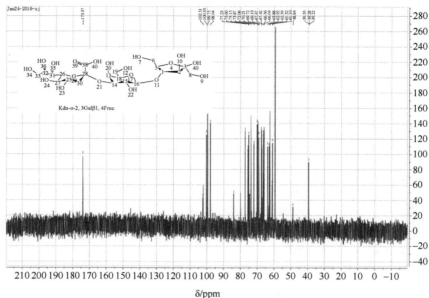

(b) α-2,3脱氨基唾液酸化乳果糖 ¹³C谱

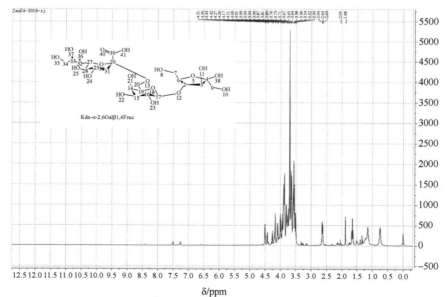

(c) α-2,6脱氨基唾液酸化乳果糖 ¹H谱

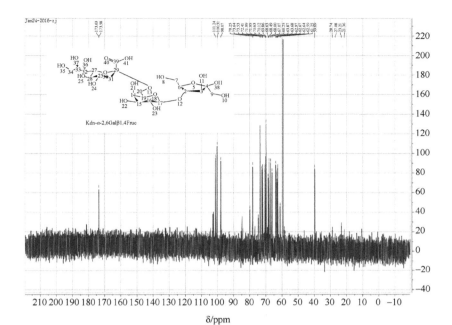

(d) α-2,6脱氨基唾液酸化乳果糖 ¹³C谱

图 2-7 α-2,3 和 α-2,6 脱氨基唾液酸化乳果糖核磁共振图谱

71.98，70.62，70.12，69.86，68.63，67.99，67.06，66.25，63.86，63.67，62.96，62.56。

根据图 2-7，所得产物为 α-2,3 和 α-2,6 脱氨基唾液酸化乳果糖，样品纯度较高。

产物结构如图 2-8 所示：

Kdn-α-2, 3Galβ1, 4Fruc

Kdn-α-2, 6Galβ1, 4Fruc

图 2-8 脱氨基唾液酸化乳果糖的结构

2.3.3 羟乙酰唾液酸化乳果糖核磁共振图谱分析

核磁共振图谱（图 2-9）分析结果如下。

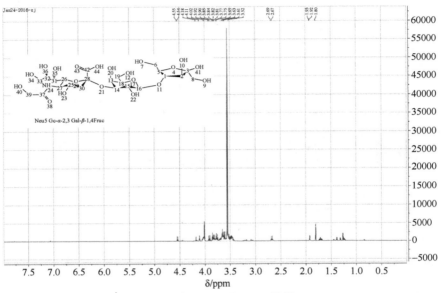

(a) Neu5Gc-α-2, 3Galβ1, 4Fruc ^{13}C谱

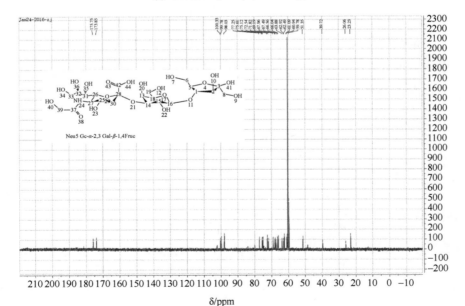

(b) Neu5Gc-α-2,3 Galβ1, 4Fruc ^{1}H谱

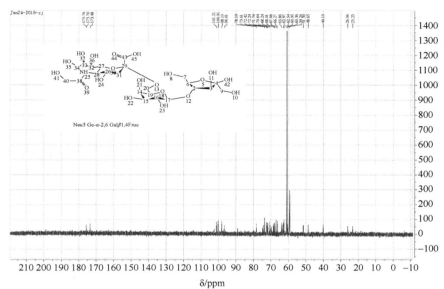

(c) Neu5Gc-α-2, 6 Galβ 1, 4 Fruc ^{13}C谱

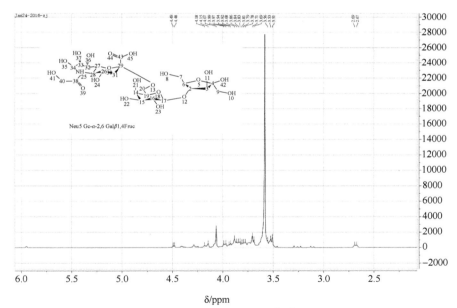

(d) Neu5Gc-α-2, 6 Galβ 1, 4Fruc ^{1}H谱

图 2-9　α-2,3 和 α-2,6 乙酰唾液酸化乳果糖核磁共振图谱

Neu5Gc-α-2,3Galβ1,4Fruc（产量，80%；白色固体）：^{1}H NMR
（600MHz，D$_2$O）δ 4.55（*d*，*J* = 7.8Hz，0.7H），4.45（*d*，*J* = 7.8Hz，

0.3H），4.20-3.43（*m*，23H），2.67（*dd*，*J* = 12.0 and 4.8Hz，1H），
1.71（*t*，*J* = 12.0Hz，1H）；^{13}C NMR（151MHz，D$_2$O）δ 175.73，
173.83，100.32，99.77，98.02，77.24，75.61，75.12，72.53，71.81，
69.19，68.05，67.96，67.48，66.55，66.03，63.87，62.91，62.48，
61.09，60.94，60.47，51.35，39.71。

Neu5Gc-α-2,6Galβ1,4Fruc（产量，80%；白色固体）：^{1}H NMR
（600MHz，D$_2$O）δ 4.44（*d*，*J* = 7.8Hz，0.6H），4.35（*d*，*J* = 7.8Hz，
0.4H），4.24-3.46（*m*，23H），2.62（*dd*，*J* = 12.0 and 4.8Hz，1H），
1.64（*t*，*J* = 12.0Hz，1H）；^{13}C NMR（151MHz，D$_2$O）δ 175.69，
173.47，100.30，98.09，96.60，78.18，74.32，73.61，72.42，72.23，
71.75，70.64，68.61，68.24，68.00，67.05，66.26，63.85，62.97，
62.54，60.94，51.45，40.12。

产物结构如图 2-10 所示：

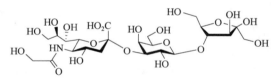

Neu5Gc-α-2, 3 Galβ1, 4Fruc

Neu5Gc-α-2, 6 Galβ1, 4Fruc

图 2-10　羟乙酰唾液酸化乳果糖的结构

2.4　小结

采用化学酶法合成唾液酸化乳果糖，以唾液酸和乳果糖为原
料，在 CMP-唾液酸合成酶和唾液酸糖基转移酶的作用下，合成

Neu5Ac-α-2,3 lactulose 和 Neu5Ac-α-2,6 lactulose。TLC 检测表明小规模反应和大规模反应中乳果糖均能完全反应，采用硅胶柱色谱法纯化产物，并旋转蒸发仪浓缩和冷冻干燥制得固体粉末状乙酰唾液酸乳果糖。质谱检测产物 Neu5Ac-α-2,3 lactulose 和 Neu5Ac-α-2,6 lactulose 分子量为 632，核磁共振一维谱显示产物具有较高纯度。

以甘露糖和丙酮酸钠为原料，通过唾液酸醛缩酶、CMP-唾液酸合成酶合成中间产物，再以乳果糖为受体，在唾液酸糖基转移酶的作用下合成 α-2,3 和 α-2,6 脱氨基唾液酸乳果糖，通过 TLC 分析，硅胶柱纯化，以及质谱和核磁共振分析，确定产物分子量为 591。

以 N-乙酰-氨基-甘露糖（ManNAc）为原材料，合成 ManNGc，并在唾液酸醛缩酶、CMP-唾液酸合成酶和唾液酸糖基转移酶等酶的作用下，将唾液酸将乳果糖糖基化，合成 Neu5Gc-α-2,3 lactulose 和 Neu5Gc-α-2,6 lactulose。通过 TLC 分析和硅胶色谱柱纯化，最后冷冻干燥制得粉末状羟乙酰唾液酸化乳果糖。通过质谱检测分子量为 648，通过核磁检测解析结构及纯度，经检测，确定产物为 Neu5Gc-α-2,3 lactulose 和 Neu5Gc-α-2,6 lactulose 且纯度较高。

第3章
乙酰唾液酸化乳果糖对病原菌的抑制作用研究

　　肠道微生物菌群的细菌数量与种类相比身体其他部位是最多的，是生活在人类和其他动物的消化道中的复杂微生物群落。大肠杆菌属于革兰氏阴性杆菌中变形菌门埃希氏菌属中的代表菌。大肠杆菌对人和动物有病原性，常通过污染水源、食品等引起肠道感染，从而导致腹泻。沙门氏菌是变形菌门中沙门氏菌属，革兰氏阴性肠道杆菌中常见的导致食源性疾病暴发的病原菌。沙门菌感染一般会导致肠热症、胃肠炎等。金黄色葡糖球菌的致病性主要是由于它能产生具有很强耐热性的毒素，人摄入含金黄色葡萄球菌毒素食物后可能导致中毒反应。

　　研究表明乳果糖具有一定的抗菌性并在治疗便秘、肝病并发症、沙门氏菌携带者，以及肿瘤的预防、免疫学、抗内毒素、维持血糖和胰岛素水平等方面发挥着作用。由于乳果糖具有有效性和良好的安全性，因此常被视为用于婴儿至老年所有年龄段患者的首选药物。同时唾液酸及其衍生物具有多种多样的生物学功能，研究指出，唾液酸及其衍生物在一定程度上表现出抗病毒作用。冉小波等人用乳果糖代替抗生素添加到围产期犊牛乳料中，结果表明乳果糖能够抑制大肠杆菌的繁殖。本章通过体外培养的方法探究脱氨基唾液酸化乳果糖对金黄色葡萄球菌、沙门氏菌及大肠埃希氏菌三种常见的具有代表性的肠道致病微生物的影响。

3.1　材料与方法

3.1.1　试验材料

大肠杆菌 MG1655：河南科技学院食品科学学院生物实验室。沙门氏菌 CMCC541：河南科技学院食品学院生物实验室。金黄色葡萄球菌 ATCC25923：河南科技学院食品学院生物实验室。LB 肉汤：北京奥博星生物技术有限责任公司。琼脂粉：北京奥博星生物技术有限责任公司。4′,6-二脒基-2-苯基吲哚（DAPI）：阿拉丁试剂有限公司。Easy-Lowry 蛋白定量试剂盒：飞净生物科技有限公司。香柏油（人造）：中国上海懿洋仪器有限公司。帆船牌载玻片及盖玻片。96 孔板（Costar 3599）：美国康宁公司。一次性使用培养皿：扬州市光华医疗器械厂。氯化钾：天津市光复科技有限公司。盐酸：郑州派尼化学。氯化钠：天津市博迪化工。磷酸二氢钾：天津市光复科技有限公司。磷酸氢二钠：天津市天大化学试剂厂。

3.1.2　仪器与设备

恒温培养振荡器：ZWY-240，上海智城分析仪器制造有限公司。智能生化培养箱：LRH-150B，广州沪瑞明仪器有限公司。荧光显微镜：Zeiss-Series 120Q。无菌操作台：SW-CJ-1D，苏州净化设备有限公司。微孔板恒温振荡器：MB100-4A，杭州奥盛仪器有限公司。紫外可见光度计：752N，上海奇立科学仪器有限公司。酶标仪：Infinite F50 酶标仪，瑞士 TECAN 公司。荧光分光光度计：Cary Eclipse G9800A，美国 Agilent Technologies 公司。

3.1.3　试验方法

3.1.3.1　主要试剂的配制

无菌 PBS 缓冲液：称取氯化钠 8g、氯化钾 0.2g、磷酸氢二钠 1.42g、磷酸二氢钾 0.27g 溶于 800mL 去离子水中，充分搅拌溶解，调节 pH 值约 7.4，加入去离子水定容至 1L，盛装于瓶中并标记灭菌时间及品名。高压蒸汽（121℃）灭菌 15min。冷却至室温后置于 4℃下储藏备用。

无菌水：使用干净的广口瓶盛装超纯水，标记灭菌时间及品名，于 121℃下高压蒸汽灭菌 15min，恢复至室温后于 4℃冰箱中储存备用。

DAPI：将 DAPI 稀释至 1mg/mL 分装后锡箔纸包裹，避光冻存。

改良 Lowry Reagent 工作液：按照试剂（B1）：试剂（B2）：试剂（B3）=50：1：1 的比例配制改良 Lowry Reagent 工作液，充分混匀，现配现用。

Folin-Ciocalteu 工作液：根据样品数量配制定量的 Folin 工作液，现配现用。按照 Folin-Ciocalteu Reagent：ddH$_2$O=1：1 的比例进行配制。

3.1.3.2　培养基的制备

（1）大肠杆菌 LB 培养基的制备

① 液体培养基　取 20g LB 肉汤溶于 1000mL 蒸馏水中，在磁力搅拌器上均匀搅拌使其充分溶解。使用透气封口膜和皮筋封口，瓶身用记号笔注明培养基名称及配制日期。在 121℃下，高压蒸汽灭菌 15min。灭菌后取出恢复至室温，储存于阴凉干燥处备用。

② 固体培养基　取 25g LB 肉汤溶于 1000mL 蒸馏水中，均匀搅拌充分溶解后，加入 1.5%的琼脂，使用封口膜封口后，瓶身标记品名、日期。于 121℃下高压蒸汽灭菌 15min，琼脂完全溶解，均匀

分散于溶液之中。恢复室温凝结后储存于阴凉干燥处备用。

（2）沙门氏菌 LB 培养基的制备　取成品 LB 肉汤粉末 25g 溶于 1000mL 蒸馏水中，均匀搅拌充分溶解后，分装成小瓶，液体培养基每瓶 20mL，固体培养基每瓶 100mL。向固体培养基瓶中加入 1.5%的琼脂，使用封口膜封口后，瓶身标记品名、日期。于 121℃下高压蒸汽灭菌 15min，恢复室温后储存于阴凉干燥处备用。

（3）金黄色葡萄球菌 BHI 培养基的制备

① 配制 1L BHI 培养基所含营养物　胰蛋白胨 20g，氯化钠 10g，磷酸氢二钠 5g，葡萄糖 4g，牛心浸出粉 10g。

② 取成品 BHI 粉末 49 g 溶于 1000mL 蒸馏水中，加热煮沸均匀搅拌充分溶解，检测 pH 约为 7.4。分装液体培养基每瓶 20mL，固体培养基每瓶 100mL。向固体培养基瓶中加入 1.5%的琼脂，使用封口膜封口后，瓶身标记品名、日期。于 121℃下高压蒸汽灭菌 15min，恢复室温后储存于阴凉干燥处备用。

3.1.3.3　细菌菌株的培养

（1）大肠杆菌的培养

① 倒平板　将 LB 固体培养基加热融化，待培养基温度将至 45～50℃时，倾入一次性培养皿中，待琼脂凝固后即制成 LB 琼脂平板。

② 大肠杆菌的复苏　将使用冻存管保藏的大肠杆菌（MG1655）从−80℃冰箱中取出，在室温下自然融化，使用接种环以无菌操作蘸取少许 MG1655 菌液，在无菌平板表面进行平行划线、Z 字划线或其他形式的连续划线法，细胞数量随着划线次数的增加而减少，并逐步分散开来。倒置于 37℃恒温培养箱中培养过夜，可在平板表面获得单个菌落。

③ 大肠杆菌的活化　使用经灭菌处理的接种环从含 MG1655 的琼脂平板上挑取单个菌落，溶于 LB 肉汤液体培养基中，置于 37℃、200r/min 恒温培养振荡器中，使其在有氧条件下生长过夜。

（2）沙门氏菌的培养　从−80℃冰箱中取出冻存的沙门氏菌 CMCC541，依照大肠杆菌的培养方法进行倒平板、沙门氏菌的复苏以及挑取单菌落进行沙门氏菌的活化。

（3）金黄色葡萄球菌的培养　从−80℃冰箱中取出冻存的金黄色葡萄球菌 ATCC25923，依照大肠杆菌的培养方法进行倒平板、菌种的复苏以及金黄色葡萄球菌的扩大培养。

3.1.3.4　抑菌活性测定

（1）对大肠杆菌的抑菌活性研究　采用微孔板浊度法对其抑菌活性进行测定。通过紫外可见光度计测定，将过夜活化后的大肠杆菌 MG1655 细胞悬浮液的吸光度稀释至 $OD_{600} \approx 0.05$。使用适当量程的移液枪吸取 100μL 稀释后的 MG1655 悬浊液放入 96 孔微量培养板中做空白对照，一定浓度硫酸卡那霉素做阳性对照组，与乳果糖、α-2,3 唾液酸化乳果糖和 α-2,6 唾液酸化乳果糖进行比较。将其置于微孔板恒温振荡器在 37℃，500r/min 下进行培养。在孵育过程中，每间隔 2h 使用酶标仪在 600 nm 下测定吸光度，绘制抑菌活性曲线。

（2）对沙门氏菌的抑菌活性研究　同大肠杆菌的试验方法进行抑菌活性曲线的测定，采用微孔板浊度法对其抑菌活性进行测定。通过紫外可见光度计测定吸光度。培养条件：37℃，500r/min 恒温培养。对比空白对照纯菌液与乳果糖、α-2,3 和 α-2,6 唾液酸化乳果糖处理后的菌液，每 2h 使用酶标仪测定在 600 nm 下的吸光度，绘制抑菌活性曲线。

（3）对金黄色葡萄球菌的抑菌活性研究　同大肠杆菌的试验方法进行抑菌活性曲线的测定，采用 96 孔板浊度法对其抑菌活性进行测定。紫外可见光度计测定吸光度，于微孔板恒温振荡器中培养。培养条件：37℃，500r/min 恒温培养。每 2h 使用酶标仪测定在 600nm 下的吸光度，绘制抑菌活性曲线。

3.1.3.5　DNA 含量的变化

将冻存的 1mg/mL DAPI 染色液置于室温避光条件下进行解冻，使用无菌水将 DAPI 稀释至工作浓度 0.5～10μg/mL 备用。加入与菌液等体积的 DAPI 染色液，在 37℃ 下避光培养细胞 10～20min，使用无菌 PBS 缓冲液冲洗细胞两次后，使用荧光分光光度计，在 DNA 最大激发波长 364nm 下进行测定。

3.1.3.6　荧光强度的变化

向菌液中（$OD_{600} \approx 0.6$）加入等体积的 5μg/mL DAPI 工作液，置于 37℃ 下避光培养 15min，使用无菌 PBS 缓冲液冲洗细胞两次后，吸取少量均匀涂抹于载玻片上，晾干后滴香柏油。使用倒置荧光显微镜，在 100 倍油镜明场下进行观察，寻找到均匀分布的菌体后转为荧光下进行拍照。

3.2　乙酰唾液酸化乳果糖对病原菌的抑制作用

3.2.1　乙酰唾液酸化乳果糖对大肠杆菌的抑制作用

两种乙酰唾液酸化乳果糖对大肠杆菌的抑制作用如图 3-1 所示。

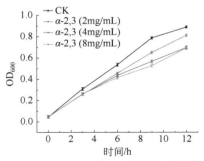

(a) 不同浓度α-2,3乙酰唾液酸化乳果糖的抑制作用

图 3-1

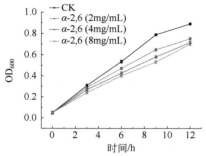

(b) 不同浓度α-2, 6乙酰唾液酸化乳果糖的抑制作用

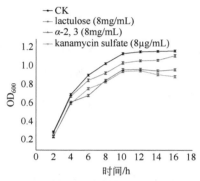

(c) α-2,3乙酰唾液酸化乳果糖的阳性对照试验

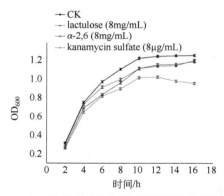

(d) α-2, 6乙酰唾液酸化乳果糖的阳性对照试验

图 3-1　乙酰唾液酸化乳果糖对大肠杆菌的抑制作用

　　将不同添加量 α-2,3 乙酰唾液酸化乳果糖及 α-2,6 乙酰唾液酸化乳果糖的样品组与空白对照组进行比对筛选，挑选出最佳浓度为 8mg/mL。使用浊度法对其进行 16h 定时监测，以 8μg/mL 硫酸卡那

霉素做阳性对照，绘制抑菌曲线如图 3-1 所示。α-2,3 乙酰唾液酸化乳果糖在作用 4～8h 时的抑菌效果最好，抑菌率为 23.9%；α-2,6 乙酰唾液酸化乳果糖的抑菌效果则弱一些，抑菌率为 14.3%，抑菌效果均优于乳果糖。8μg/mL 硫酸卡那霉素抑菌率为 25.1%，且抑菌作用时间较为持久。

3.2.2　乙酰唾液酸化乳果糖对沙门氏菌的抑制作用

乙酰唾液酸化乳果糖对沙门氏菌的抑制作用如图 3-2 所示。

由图 3-2 可知，随着乙酰唾液酸化乳果糖添加量的增加，对于沙门氏菌的抑制作用逐渐增强，但效果不显著。连续检测 16h 绘制抑菌活性曲线，8μg/mL 硫酸卡那霉素抑菌效果最强，抑菌率为 15.6%，工作 16h 时仍有良好的抑菌作用。α-2,3 乙酰唾液酸化乳果

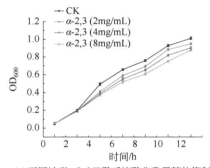

(a) 不同浓度α-2, 3乙酰唾液酸化乳果糖的抑制作用

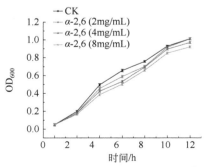

(b) 不同浓度α-2, 6乙酰唾液酸化乳果糖的抑制作用

图 3-2

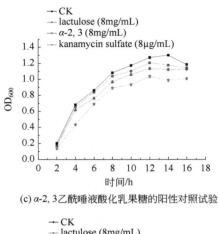

(c) α-2, 3乙酰唾液酸化乳果糖的阳性对照试验

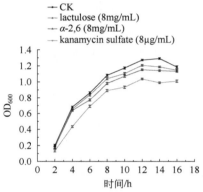

(d) α-2, 6乙酰唾液酸化乳果糖的阳性对照试验

图 3-2　乙酰唾液酸化乳果糖对沙门氏菌的抑制作用

糖抑菌率为 10.1%，α-2,6 乙酰唾液酸化乳果糖抑菌率为 9.2%，两者对于沙门氏菌的抑制效果不明显，并且随着时间的延长抑菌效果逐渐减弱。

3.2.3　乙酰唾液酸化乳果糖对金黄色葡萄球菌的抑制作用

由图 3-3 可知，2～10h 阳性对照组的抑菌活性最强抑菌率为 46.6%，从 4h 开始 α-2,3 乙酰唾液酸化乳果糖和 α-2,6 乙酰唾液酸化乳果糖对于黄色葡萄球菌的抑制作用开始增强，在 10h 后 α-2,3 乙酰唾液酸化乳果糖的抑菌性与氨苄青霉素（Amp）趋于一致，最大抑菌率为 28.6%。α-2,6 乙酰唾液酸化乳果糖的抑菌率为 24.4%。

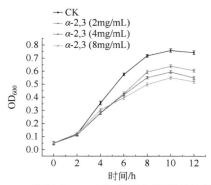

(a) 不同浓度α-2, 3乙酰唾液酸化乳果糖的抑制活性

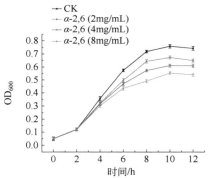

(b) 不同浓度α-2, 6乙酰唾液酸化乳果糖的抑制活性

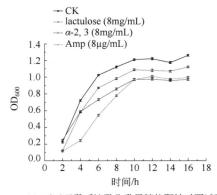

(c) α-2, 3乙酰唾液酸化乳果糖的阳性对照试验

图 3-3

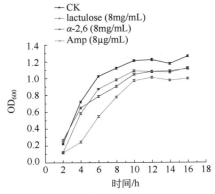

(d) *α*-2, 6乙酰唾液酸化乳果糖的阳性对照试验

图 3-3　乙酰唾液酸化乳果糖对金黄色葡萄球菌活性的影响

3.3　乙酰唾液酸化乳果糖对病原菌核酸降解的影响

3.3.1　乙酰唾液酸化乳果糖对大肠杆菌核酸降解的影响

3.3.1.1　大肠杆菌 DNA 含量的变化

DAPI 是一种能够与 DNA 和 RNA 相结合的荧光染料，DAPI 可以穿过细胞膜进入到细胞内部，与核酸发生结合发出荧光，当核酸量越大时荧光强度越强。因此通过荧光分光光度计进行荧光强度测定，使用倒置荧光显微镜观察拍照进行比对。经过乳果糖以及唾液酸化乳果糖作用，摇床培养 8h 后。加入等体积的 DAPI 染色液（浓度为 5μg/mL），混匀后在黑暗中静置 15min。离心冲洗两次后使用荧光显微镜测定荧光强度（图 3-4，见彩插）。

3.3.1.2　大肠杆菌荧光强度的变化

染色后的菌液滴于载玻片上，倒置荧光显微镜下观察拍照（图 3-5，见彩插）。

从图 3-4 和图 3-5 可以看出，经 *α*-2,3 乙酰唾液酸化乳果糖处理后的菌液荧光值下降 31.6%，经 α-2,6 乙酰唾液酸化乳果糖处理后荧光强度下降 19.3%，经乳果糖处理后荧光强度降低 13.4%。这说明 α-2,3 键连接的乙酰唾液酸化乳果糖和 α-2,6 键连接的乙酰唾液酸化乳果糖可能对于大肠杆菌核酸的降解有一定的影响。

3.3.2 乙酰唾液酸化乳果糖对沙门氏菌核酸降解的影响

3.3.2.1 沙门氏菌 DNA 含量的变化

使用荧光分光光度计测定不同组沙门氏菌的荧光强度，倒置荧光显微镜拍摄图片，进行综合判断。对比两种测定结果可以得出乙酰唾液酸乳果糖作用的沙门氏菌与空白对照相比，荧光强度度均有减弱，说明样品可能在一定程度上促进了沙门氏菌核酸的降解过程，乳果糖使其荧光值下降 5.7%，α-2,3 乙酰唾液酸化乳果糖处理后荧光强度下降 18.64%，α-2,6 乙酰唾液酸化乳果糖使其荧光度下降 11.7%（图 3-6，见彩插）。

3.3.2.2 沙门氏菌荧光强度的变化

图 3-7（见彩插）中（b）和（c）分别为 α-2,3 乙酰唾液酸化乳果糖和 α-2,6 乙酰唾液酸化乳果糖处理后的荧光图片，可知两者对于沙门氏菌的抑制强弱没有明显的差别，这与荧光分光光度计的结果相一致，这说明 α-2,3 乙酰唾液酸化乳果糖与 α-2,6 乙酰唾液酸化乳果糖对于沙门氏菌核酸降解的影响效果相当。

3.3.3 乙酰唾液酸化乳果糖对金黄色葡萄球菌核酸降解的影响

3.3.3.1 DNA 含量的变化

3.3.3.2 荧光强度的变化

乙酰唾液酸化乳果糖作用金黄色葡萄球菌（ATCC25923）8h 后的荧光强度及荧光显微镜结果如图 3-8（见彩插）和图 3-9（见彩插）

所示。其中经过乳果糖处理后荧光强度减少 9.8%，α-2,3 唾液酸化乳果糖处理后的金黄色葡萄球菌荧光强度比对照组减少 25.9%。经 α-2,6 唾液酸化乳果糖处理后的金黄色葡萄球菌荧光强度比对照组减少 17.6%。对照组金黄色葡萄球菌的荧光强度明显高于唾液酸化乳果糖组，说明唾液酸化乳果糖对于金黄色葡萄球菌的核酸合成具有一定的抑制效果。

3.4 小结

研究表明，乙酰唾液酸乳果糖对于大肠杆菌的生长具有一定的抑制作用，且 α-2,3 乙酰唾液酸化乳果糖的抑菌效果较好，抑菌率为 23.9%，α-2,6 乙酰唾液酸化乳果糖的抑菌率为 14.3%。荧光分光光度计和倒置荧光显微镜观察结果表明，α-2,3 乙酰唾液酸化乳果糖和 α-2,6 乙酰唾液酸化乳果糖处理后使其荧光值分别下降 31.6% 和 19.3%，说明乙酰唾液酸乳果糖对于大肠杆菌核酸降解有一定的影响。Lowry 蛋白质试剂盒测定菌体可溶性蛋白质含量，α-2,3 乙酰唾液酸化乳果糖和 α-2,6 乙酰唾液酸化乳果糖处理的菌液蛋白质含量分别增加 98.4μg/mL 和 21μg/mL，乙酰唾液酸乳果糖对于细胞膜完整性的影响微弱。新合成的乙酰唾液酸乳果糖具有一定抑制大肠杆菌活性的能力，其抑制机理可能是通过促进大肠杆菌核酸降解以及影响细胞膜的完整性。此类生物活性物质虽不能如抗生素般直接杀死细菌，但是作为一种功能性食品添加物对于人体肠道的健康有很大的益处。

第4章

乙酰唾液酸化乳果糖对双歧杆菌的增殖作用

双歧杆菌是革兰氏阳性杆菌，有Y字形、V字形、弯曲状、刮勺状等多种形状，无芽孢、鞭毛和荚膜。双歧杆菌为专性厌氧菌，生长温度是37～41℃。双歧杆菌常存在于小肠，但数量较大肠和粪便少。同时它也存在于人的口腔、阴道及消化道中。双歧杆菌是肠道中的益生菌，是肠道菌群中一种不产生内毒素和外毒素，无致病性的有益微生物，能够对宿主产生生物拮抗、营养、免疫及抗肿瘤等作用，来维持胃肠道微生态环境的平衡，提高机体防御能力和动物的生产性能。在母乳喂养的婴儿肠道中，双歧杆菌占菌群总数的99%以上，随年龄增长，双歧杆菌逐渐减少，一般健康青年人肠道内双歧杆菌占14.8%，而中老年人仅占3.2%，体弱多病的老人肠道内双歧杆菌几乎消失。因此，若能调整肠道菌群结构使双歧杆菌处于优势地位，将有益于人的健康及抗衰老。双歧杆菌属中有24个种，其中婴儿双歧杆菌、两歧双歧杆菌、长双歧杆菌、青春双歧杆菌和短双歧杆菌等。双歧杆菌可以通过产生酸降低肠道pH值，从而抑制致病菌的生长繁殖，或产生抗菌类物质。

本章通过微孔板浊度法测定了乙酰唾液酸化乳果糖对婴儿双歧杆菌和短双歧杆菌的体外增殖效果。为乙酰唾液酸化乳果糖作为益生元促进双歧杆菌的生长繁殖提供一定的理论基础，对于亚健康人群具有重要的生理意义，具有广阔的应用前景。

4.1 试验材料与仪器

4.1.1 材料与试剂

婴儿双歧杆菌（*Bifidobacterium infants*）：河南科技学院食品科学学院生物实验室。短双歧杆菌（*Bifidobacterium.breve*）：河南科技学院食品科学学院生物实验室。MRS 肉汤：北京奥博星生物技术有限责任公司。琼脂粉：北京奥博星生物技术有限责任公司。

4.1.2 仪器与设备

恒温培养振荡器：ZWY-240，上海智城分析仪器制造有限公司。智能生化培养箱：LRH-150B，广州沪瑞明仪器有限公司。无菌操作台：SW-CJ-1D，苏州净化设备有限公司。微孔板恒温振荡器：MB100-4A，杭州奥盛仪器有限公司。紫外可见光度计：752N，上海奇立科学仪器有限公司。酶标仪：Infinite F50 酶标仪，瑞士 TECAN 公司。

4.1.3 试验方法

4.1.3.1 培养基的制备

（1）MRS 培养基　配制 1L MRS 培养基所含营养物：蛋白胨 10g，葡萄糖 20g，乙酸钠 5g，硫酸镁 0.2g，硫酸锰 0.05g，牛肉粉 5g，酵母粉 4g，磷酸氢二钾 2g，柠檬酸三铵 2g，1mL 吐温 80。

（2）培养基的配制　取成品 MRS 粉末 48.3g 溶于 1000mL 蒸馏水中，加入 10g 果糖对培养基进行优化，加热煮沸均匀搅拌充分溶解，分装液体培养基每瓶 20mL，固体培养基每瓶 100mL。向固体培养基瓶中加入 1.5%的琼脂，使用封口膜封口后，瓶身标记品名、日期。于 121℃下高压蒸汽灭菌 15min，恢复室温后储存于阴凉干燥处备用。

4.1.3.2　菌株的培养

从－80℃冰箱中取出冻存的婴儿双歧杆菌和短双歧杆菌，进行倒平板、菌种的复苏以及扩大培养。

4.1.3.3　乙酰唾液酸化乳果糖对双歧杆菌的增殖活性测定

采用微孔板浊度法对其吸光度值进行测定。通过紫外可见光度计测定，将活化 18h 后的婴儿双歧杆菌和短双歧杆菌细胞悬浮液的吸光度稀释至 $OD_{600} \approx 0.05$。100 μL 双歧杆菌悬浊液做空白对照，与乳果糖组、α-2,3 乙酰唾液酸化乳果糖组和 α-2,6 乙酰唾液酸化乳果糖组进行比较。将其置于微孔板恒温培养器在 37℃静置微厌氧条件下进行培养。使用酶标仪在 600 nm 下定时测定吸光度，绘制活性曲线。

4.2　乙酰唾液酸化乳果糖对婴儿双歧杆菌活性的影响

添加不同量的 α-2,3 乙酰唾液酸化乳果糖及 α-2,6 乙酰唾液酸化乳果糖，测定其对婴儿双歧杆菌的增殖作用，与空白对照组进行比对筛选，挑选出最佳浓度为 8mg/mL。使用微孔板浊度法对其进行 38h 定时监测，以 8mg/mL 乳果糖做对照，绘制曲线如图 4-1 所示。

由图 4-1 可知 α-2,3 乙酰唾液酸化乳果糖对婴儿双歧杆菌的增殖效果最好，促进率为 52.0%；α-2,6 乙酰唾液酸化乳果糖的促进率为 26.4%，并且效果均优于乳果糖。

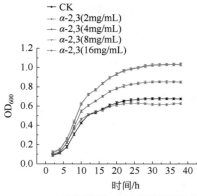

(a) 不同浓度α-2,3乙酰唾液酸化乳
果糖增殖活性

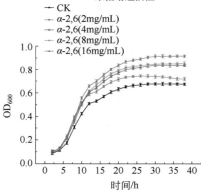

(b) 不同浓度α-2,6乙酰唾液酸化乳
果糖增殖活性

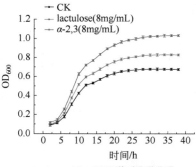

(c) α-2,3乙酰唾液酸化乳
果糖对照试验

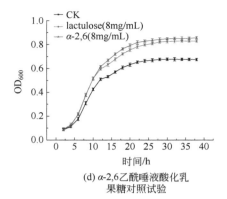

(d) α-2,6乙酰唾液酸化乳
果糖对照试验

图 4-1　乙酰唾液酸化乳果糖对婴儿双歧杆菌活性的影响

4.3　乙酰唾液酸化乳果糖对短双歧杆菌活性的影响

通过微孔板浊度法定时测定吸光度值变化，绘制活性曲线。对比添加不同浓度 α-2,3 乙酰唾液酸化乳果糖、α-2,6 乙酰唾液酸化乳果糖，测定其对短双歧杆菌的增殖作用，结果如图 4-2 所示。

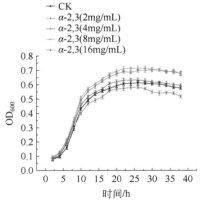

(a) 不同浓度α-2,3乙酰唾液酸化乳果糖增殖活性

图 4-2

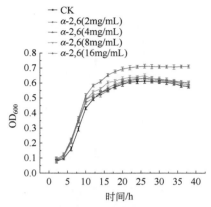

(b) 不同浓度α-2,6乙酰唾液酸化乳果糖增殖活性

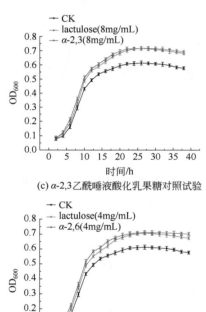

(c) α-2,3乙酰唾液酸化乳果糖对照试验

(d) α-2,6乙酰唾液酸化乳果糖对照试验

图 4-2　乙酰唾液酸化乳果糖对短双歧杆菌活性的影响

　　由图 4-2 中（a）和（b）图可得 α-2,3 乙酰唾液酸化乳果糖和 α-2,6 乙酰唾液酸化乳果糖的最佳作用浓度分别为 8mg/mL 和 4mg/mL。由图（c）和图（d）计算可得，最佳浓度的 α-2,3 乙酰唾液酸化乳

果糖、α-2,6 乙酰唾液酸化乳果糖，以及相应浓度乳果糖对短双歧杆菌的促进率分别为 16.8%、16.2%、14.0%。乙酰唾液酸化乳果糖对促进短双歧杆菌的增殖有一定作用，并且与乳果糖效果相当。

4.4　小结

由生长曲线可知，培养 10h 后，α-2,3 乙酰唾液酸化乳果糖和 α-2,6 乙酰唾液酸化乳果糖对双歧杆菌具有一定的增殖作用。α-2,3 乙酰唾液酸化乳果糖对于婴儿双歧杆菌和短双歧杆菌的增殖率分别为 52.0%和 26.4%；α-2,6 乙酰唾液酸化乳果糖对婴儿双歧杆菌和短双歧杆菌的增殖率为 16.8%和 16.2%。因此，合成的新型乙酰唾液酸化乳果糖能够对双歧杆菌的增殖有良好的促进作用，且 α-2,3 乙酰唾液酸化乳果糖的效果较好。

第5章
脱氨基唾液酸化乳果糖对三种
肠道有害菌的影响

大肠杆菌属于革兰氏阴性杆菌中变形菌门埃希氏菌属中的代表菌。大肠杆菌对人和动物有病原性，常通过污染水源、食品等引起肠道感染，从而导致腹泻。沙门氏菌是变形菌门中沙门氏菌属，革兰氏阴性肠道杆菌中常见的导致食源性疾病暴发的病原菌。沙门菌感染一般会导致肠热症、胃肠炎等。金黄色葡糖球菌的致病性主要是由于它能产生具有很强耐热性的毒素，人摄入含金黄色葡萄球菌毒素食物后可能导致中毒反应。

本章节通过体外培养的方法探究脱氨基唾液酸化乳果糖对金黄色葡萄球菌、沙门氏菌及大肠埃希氏菌三种常见的具有代表性的肠道致病微生物的影响。

5.1 材料与方法

5.1.1 供试菌种

大肠杆菌 MG1655、沙门氏菌 CMCC541、金黄色葡萄球菌 ATCC541 均由河南科技学院食品学院微生物实验室提供。

5.1.2　试剂

DAPI：阿拉丁试剂有限公司。LB 肉汤：北京奥博星生物技术有限责任公司。琼脂粉：北京奥博星生物技术有限责任公司。DAPI：阿拉丁试剂有限公司。Easy-Lowry 蛋白定量试剂盒：飞净生物科技有限公司。香柏油（人造）：中国上海懿洋仪器有限公司。帆船牌载玻片及盖玻片。96 孔板（Costar 3599）：美国康宁公司。一次性使用培养皿：扬州市光华医疗器械厂。氯化钾：天津市光复科技有限公司。盐酸：郑州派尼化学。氯化钠：天津市博迪化工。磷酸二氢钾：天津市光复科技有限公司。磷酸氢二钠：天津市天大化学试剂厂。

5.1.3　仪器与设备

恒温培养振荡器：ZWY-240，上海智城分析仪器制造有限公司。智能生化培养箱：LRH-150B，广州沪瑞明仪器有限公司。荧光显微镜：Zeiss-Series 120Q。无菌操作台：SW-CJ-1D，苏州净化设备有限公司。微孔板恒温振荡器：MB100-4A，杭州奥盛仪器有限公司。紫外可见光度计：752N，上海奇立科学仪器有限公司。酶标仪：Infinite F50 酶标仪，瑞士 TECAN 公司。荧光分光光度计：Cary Eclipse G9800A，美国 Agilent Technologies 公司。

5.1.4　试验方法

5.1.4.1　样品的配制

分别称取 32mg 冷冻干燥后的 α-2,3 脱氨基唾液酸化乳果糖、α-2,6 脱氨基唾液酸化乳果糖以及实验室购买的乳果糖于 1.5mL 灭菌过的 EP 管内，加入 1mL 的无菌水。放在振荡器上使其充分溶解。然后采用稀释倍数法依次进行稀释分别得到质量浓度为 16mg/mL、8mg/mL、4mg/mL、2mg/mL 的样品液。

5.1.4.2 培养基的配制

液体培养基的配制：称取 10g LB 肉汤溶于 500mL 蒸馏水中，放在磁力搅拌器上使其充分溶解。用量筒把它们分装在 50mL 的锥形瓶中，使用无菌封口膜密封，在 0.1MPa、121℃ 的条件下高压蒸汽灭菌 15min 后备用。

固体培养基的配制：称取 10g LB 肉汤溶于 500mL 蒸馏水中。放在磁力搅拌器上使其充分溶解，加入 7.5g 琼脂粉，使用无菌封口膜密封，在 0.1MPa、121℃ 的条件下高压蒸汽灭菌 15min 后备用。

5.1.4.3 细菌的培养/菌种复苏

从 −80℃ 的超低温冷冻保藏的冰箱中取出所需的菌种，放在超净工作台中室温下解冻，在 50mL 装有 20mL LB 无菌液体培养基的锥形瓶中接种，每个三角瓶接种一支种子。为了避免污染，每个菌种需单独做。接种好的锥形瓶贴上标签在温度 37℃，转速 200r/min 的恒温培养振荡器内培养 12h。然后把 LB 固体培养基加热融化，待培养液冷却至大约 50℃ 时，倾入一次性培养皿中，紫外灯光照射下待凝固。用 1mL 灭菌枪头取少量菌种，在无菌平板表面进行 Z 字划线法得到较多独立分布的单个细胞，于 37℃ 培养箱中，经过 12h 培养后生长繁殖成单菌落。放在 4℃ 的冰箱内保存。

5.1.4.4 抑菌活性

在无菌操作台内挑去复苏后的单菌落放入液体培养基内，在 37℃、转速 200r/min 的条件下进行活化培养。用紫外可见分光光度计调节菌液的吸光度至 $OD_{600} \approx 0.05$。在无菌操作台内用移液枪吸取 100μL 稀释后的菌液放入 96 孔微量培养板中做空白对照，再分别吸取各加入 10μL 各个浓度梯度的 $α$-2,3 脱氨基唾液酸化乳果糖、$α$-2,6 脱氨基唾液酸化乳果糖和乳果糖与 90μL 的菌液混匀后的样品到 96 孔板内。将做好的 96 孔板置于微孔板恒温振荡器在 37℃、

500r/min 条件下进行培养。每间隔 2h 使用酶标仪在 600nm 下测定其吸光度，绘制抑菌活性曲线。

5.1.4.5 扫描电镜

分别挑取金黄色葡萄球菌单菌落、大肠杆菌单菌落、沙门氏菌单菌落接种于 LB 液体培养基进行活化，用紫外可见分光光度计调节细胞菌液的吸光度至 $OD_{600} \approx 0.05$，在无菌操作台用移液枪分别取相应浓度的乳果糖、α-2,3 脱氨基唾液酸化乳果糖和 α-2,6 脱氨基唾液酸化乳果糖 50μL，再加入 450μL 调节好的细胞悬浮液与 EP 管中。同时吸取 500μL 的悬浮液做空白对照。培养 8h 后，制备不同组分的样品。再分别取样：无菌水清洗 2 次，洗去残余培养基；用 2.5%的戊二醛重悬菌体，固定细胞形态（4℃，2h 以上）。清洗：离心，去上清，无菌水洗去残余戊二醛。脱水：①35%酒精重悬菌体，置于 4℃，10~15min；②离心，去上清，50%酒精重悬菌体，置于 4℃，10~15min；③按照上述步骤，完成 70%、80%、90%梯度酒精脱水。置换：离心，用乙酸异戊酯∶酒精=1∶1 的溶液重悬菌体，4℃，20min。用移液枪打匀菌体，吸取 10μL 滴在 10nm 的圆形玻璃片上。室温晾干，喷金；放入扫描电镜仪器内观察拍照。

5.1.4.6 对核酸合成的影响

将冻存的 1mg/mL DAPI 染色液置于室温避光条件下进行解冻，使用无菌水将 DAPI 稀释至工作浓度 5μg/mL 备用。将活化后制备成不同组分的样品菌液分别加入与菌液等体积的 DAPI 染色液，在 37℃下避光培养细胞 10~20min，使用无菌 PBS 缓冲液冲洗细胞后，吸取 5μL 均匀涂抹于载玻片上，晾干后滴香柏油。使用倒置荧光显微镜，在 100 倍油镜明场下进行观察，寻找到均匀分布的菌体后转为荧光下进行拍照。然后将剩下的使用荧光分光光度计，在 DNA 最大激发波长 364nm 下进行测定。

5.2 脱氨基唾液酸化乳果糖对金黄色葡萄球菌的影响

5.2.1 对金黄色葡萄球菌的抑菌活性

对金黄色葡萄球菌生长曲线的影响如图 5-1 所示。从图 5-1 可以看出，空白对照组具有典型的生长曲线特征。添加了脱氨基唾液酸化乳果糖组、乳果糖组的金黄色葡萄球菌在 600nm 下测定吸光度均出现了低于空白组的 OD 值，但是整体抑制效果不是很明显。从图 5-1（a）中可以看出添加不同浓度的 α-2,3 脱氨基唾液酸化乳果糖在前四个小时与空白组相比没有效果。4h 后开始有所改变，在 8h

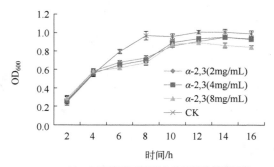

(a) α-2,3脱氨基唾液酸化乳果糖的抑制活性

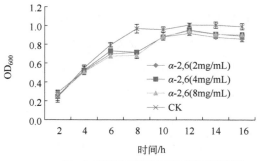

(b) α-2,6脱氨基唾液酸化乳果糖的抑制活性

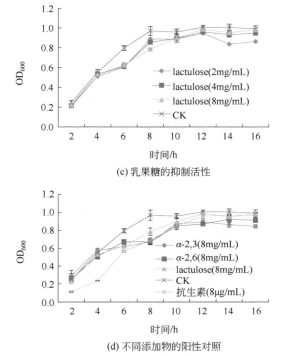

(c) 乳果糖的抑制活性

(d) 不同添加物的阳性对照

图 5-1 脱氨基唾液酸化乳果糖对金黄色葡萄球菌活性的影响

时添加了 α-2,3 脱氨基唾液酸化乳果糖的抑制率达到了最大，最大抑制率 30.55%。从图 5-1（b）中可以看出：α-2,6 脱氨基唾液酸化乳果糖浓度在 8h 时，对金黄色葡萄球菌的抑制效果最明显，最大抑制率为 29.51%。图 5-1（d）通过对比不同添加物对金黄色葡萄球菌的 OD 值的影响可以看出，卡那霉素能快速地抑制金黄色葡萄球菌的生长，最大抑制在 4h 后达到，并且随着时间推移而降低。这种降低可能是由于卡那霉素的光敏感性引起的分解所致，脱氨基唾液酸化乳果糖组对金黄的葡萄球菌的影响一直比较稳定，相比较乳果糖组分看抑制效率要略微高，10h 后都达到一个相对稳定的状态，且都不再增长。

5.2.2 扫描电镜图

如图 5-2 以不同添加物处理后的金黄色葡萄球菌培养 6h 后的成熟细胞为观察细胞，从扫描电镜的图片上可以看到正常的金黄色葡

萄球菌显示出规则的典型形态：细菌表面完整、光滑、排列成葡萄
串状、细胞形态未发生改变［图 5-2（a）］；而添加了乳果糖、α-2,3
脱氨基唾液酸化乳果糖和 α-2,6 脱氨基唾液酸化乳果糖［图 5-2（b）、
（d）、（e）］中，少部分金黄色葡萄球菌的表面变得粗糙、凹陷，表
面结构崎岖不平，少部分金黄黄色葡萄球菌还出现了少量的细胞裂
解。在 8μg/mL 卡那霉素处理的样品中观察到不平滑的细胞包膜［图
5-2（c）］。细胞形态学变化表明脱氨基唾液酸化乳果糖对金黄色葡
萄球菌细胞有一定的影响。

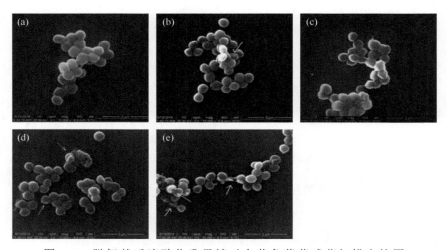

图 5-2　脱氨基唾液酸化乳果糖对金黄色葡萄球菌扫描电镜图
（a）对照组；（b）8mg/mL 乳果糖组；（c）8μg/mL 卡那霉素；（d）8mg/mL α-2,3
脱氨基唾液酸化乳果糖组；（e）8mg/mL α-2,6 脱氨基唾液酸化乳果糖组

5.2.3　对核酸降解的影响

DAPI 可以穿过细胞膜进入到细胞内部，它是一种能与 DNA 紧
密结合的荧光染料，当核酸量越大时荧光强度越强。将添加 8mg/mL
的 α-2,3 脱氨基唾液酸化乳果糖、α-2,6 脱氨基唾液酸化乳果糖、乳
果糖处理以及 8μg/mL 的抗生素的金黄色葡萄球菌与正常生长的金
黄葡萄球菌在 37℃摇床下培养 6h 后处理后拍照。如图 5-3（见彩插）
所示，研究在荧光场下与无荧光场下的金黄色葡糖球菌，显微镜图

像显示对照组金黄色葡萄球菌细胞产生强烈的蓝色荧光［图 5-3（a），(b)］。α-2,3 脱氨基唾液酸化乳果糖［图 5-3（g），(h)］、α-2,6 脱氨基唾液酸化乳果糖［图 5-3（i），(j)］的实验组的荧光强度弱于对照组和乳果糖组［图 5-3（c），(d)］。用卡那霉素处理的金黄色葡萄球菌细胞［图 5-3（e），(f)］的荧光强度与用脱氨基唾液酸化乳果糖处理的样品相似。染色法显示 α-2,3 脱氨基唾液酸化乳果糖和 α-2,6 脱氨基唾液酸化乳果糖的金黄色葡萄球菌存在明显的活力损失，证实了脱氨基唾液酸化乳果糖对金黄色葡萄球菌的抑制作用。

如图 5-4（见彩插）所示通过测量 400～600nm 之间的荧光强度，测定了金黄色葡萄球菌对照组，以及添加了脱氨基唾液酸化乳果糖、乳果糖以及卡纳霉素的金黄色葡萄球菌 DNA 含量的变化。DAPI 与双链 DNA 结合的最大荧光激发波长为 364nm，最大荧光发射波长为 454nm。以对照品放置为 100%线。乳果糖组金黄色葡萄球菌荧光强度为 87.59%±2.78%。与对照组相比，添加 α-2,3 脱氨基唾液酸化乳果糖和 α-2,6 脱氨基唾液酸化乳果糖组荧光强度显著降低（$p<0.05$），分别为 47.05%±3.06% 和 51.16%±2.40%；与乳果糖组相比，荧光强度显著降低（$p<0.05$）。金黄色葡萄球菌经 8μg/mL 卡那霉素处理后，其 DNA 含量明显低于对照组，荧光强度为 67.35%±4.07%。这些结果表明，脱氨基唾液酸化乳果糖在一定程度上干扰了金黄色葡萄球菌细胞的核酸合成或引起核酸降解。

5.3 脱氨基唾液酸化乳果糖对大肠杆菌的影响

5.3.1 对大肠杆菌的抑菌活性

如图 5-5 所示，相对于空白对照组，添加 α-2,3 脱氨基唾液酸化乳果糖、α-2,6 脱氨基唾液酸化乳果糖和乳果糖在某些时刻还是会有轻微的抑制作用，只是抑制效果不明显，其中 2mg/mL 的乳果糖的整体抑制效果最好。不同浓度的 α-2,6 脱氨基唾液酸化乳果糖基本上对大肠杆菌的生长没有影响，添加 α-2,6 脱氨基唾液酸化乳果糖浓度在 2mg/mL 时，对大肠杆菌的抑制效果最明显。在 6h 时，添加 α-2,3 脱氨基唾液酸化乳果糖和乳果糖对大肠杆菌抑制效率达到最大，均为 32.09%。

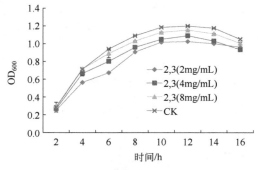

(a) α-2,3脱氨基唾液酸化乳果糖的抑制活性

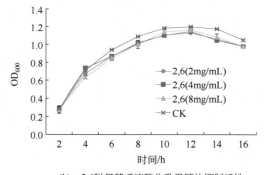

(b) α-2,6脱氨基唾液酸化乳果糖的抑制活性

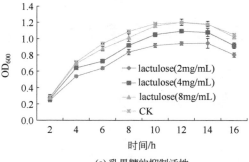

(c) 乳果糖的抑制活性

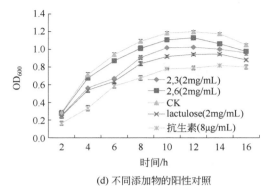

(d) 不同添加物的阳性对照

图 5-5 脱氨基唾液酸化乳果糖对大肠杆菌活性的影响

5.3.2 扫描电镜

如图 5-6 所示，添加 2mg/mL 的 α-2,3 脱氨基唾液酸化乳果糖、2mg/mL 的 α-2,6 脱氨基唾液酸化乳果糖和 2mg/mL 的乳果糖对大肠杆菌的细胞形态没有造成明显的变化。添加 8μg/mL 的卡那霉素使

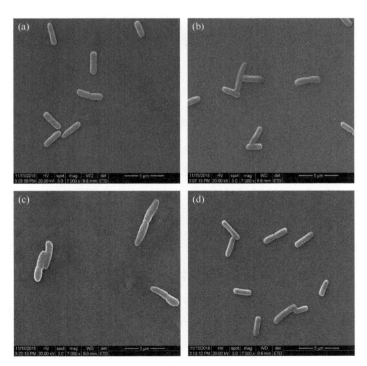

图 5-6

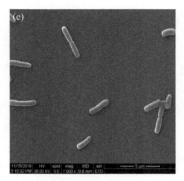

图 5-6　脱氨基唾液酸化乳果糖对大肠杆菌扫描电镜图

（a）对照组；（b）2mg/mL 乳果糖组；（c）8μg/mL 卡那霉素；（d）2mg/mL α-2,3
脱氨基唾液酸化乳果糖组；（e）2mg/mL α-2,6 脱氨基唾液酸化乳果糖组

大肠杆菌形状有了变化，少数菌体还出现了变形。说明脱氨基唾液酸化乳果糖不能代替抗生素来抑制大肠杆菌的生长，只有轻微的影响。

5.3.3　对核酸降解的影响

如图 5-7（见彩插）所示，经乳果糖［图 5-7（c），（d）］与卡那霉素［图 5-7（e），（f）］处理后的菌液荧光强度弱于对照组［图 5-7（a），（b）］、α-2,3 脱氨基唾液酸化乳果糖［图 5-7（g），（h）］和 α-2,6 脱氨基唾液酸化乳果糖［图 5-7（i），（j）］的实验组的荧光强度。α-2,3 脱氨基唾液酸化乳果糖的荧光与 α-2,6 脱氨基唾液酸化乳果糖的荧光弱于对照组，但是效果不明显。

以对照品放置为 100% 线，经 2mg/mL 的 α-2,3 脱氨基唾液酸化乳果糖和 α-2,6 脱氨基唾液酸化乳果糖组处理后的大肠杆菌荧光强度分别为 90.59%±3.38% 和 89.16%±2.13%；经 2mg/mL 乳果糖与 8μg/mL 卡那霉素处理后的大肠杆菌荧光强度相似，均为 75.28%±3.21%，与脱氨基唾液酸化乳果糖相比荧光强度显著降低（$p<0.05$）。说明相比乳果糖，脱氨基唾液酸乳果糖对大肠杆菌 DNA 含量影响不明显，这与荧光显微图 5-8（见彩插）显示的结果相一致。充分说明了脱氨基唾液酸化乳果糖对大肠杆菌核酸含量的变化的影响效果不是很明显。

5.4 脱氨基唾液酸化乳果糖对沙门氏菌的影响

5.4.1 对沙门氏菌的抑菌活性

如图 5-9 可知，脱氨基唾液酸乳果糖添加量多少对沙门氏菌的增长没有显著的影响。连续检测 16h 绘制活性曲线，8μg/mL 卡那霉素抑菌效果最强，抑菌率最高。

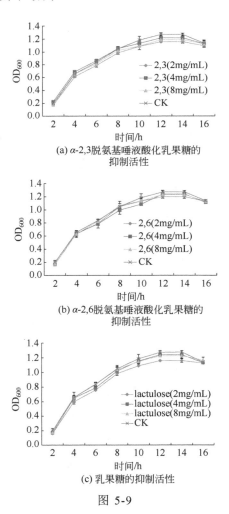

(a) α-2,3脱氨基唾液酸化乳果糖的
抑制活性

(b) α-2,6脱氨基唾液酸化乳果糖的
抑制活性

(c) 乳果糖的抑制活性

图 5-9

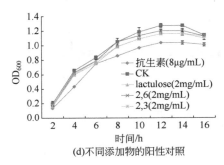

(d)不同添加物的阳性对照

图 5-9　脱氨基唾液酸化乳果糖对沙门氏菌活性的影响

5.4.2　扫描电镜

　　将添加不同物质的沙门氏菌在振荡箱内培养 8h 后观察成熟细胞为观察细胞，如图 5-10（a）所示，空白组沙门氏菌表面光滑，显示出规则的典型形态；添加了 8μg/mL 卡那霉素使部分沙门氏菌

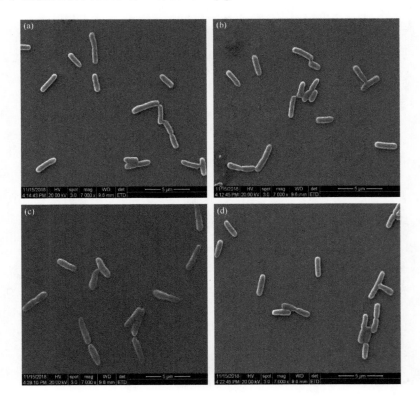

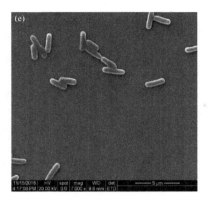

图 5-10 脱氨基唾液酸化乳果糖对沙门氏菌扫描电镜图

（a）对照组；（b）2mg/mL 乳果糖组；（c）8μg/mL 卡那霉素组；（d）2mg/mL α-2,3
脱氨基唾液酸化乳果糖组；（e）2mg/mL α-2,6 脱氨基唾液酸化乳果糖组

出现了变形，说明卡那霉素能够抑制沙门氏菌的影响。添加乳果糖
以及脱氨基唾液酸化乳果糖对沙门氏菌的生长没有显著影响。

5.4.3 对核酸降解的影响

如图 5-11（见彩插）所示，经乳果糖［图 5-11（c）、（d）］与卡
那霉素［图 5-11（e）、（f）］处理后的菌液荧光强度弱于对照组［图
5-11（a）、（b）］、α-2,3 脱氨基唾液酸化乳果糖［图 5-11（g）、（h）］
和 α-2,6 脱氨基唾液酸化乳果糖［图 5-11（i）、（j）］的实验组的荧
光强度。α-2,3 脱氨基唾液酸化乳果糖的荧光与 α-2,6 脱氨基唾液酸
化乳果糖的荧光弱于对照组，但是效果不明显。

从图 5-12（见彩插）可以看出，经乳果糖、α-2,3 脱氨唾液酸化乳
果糖和 α-2,6 唾液酸化乳果糖处理后的菌液荧光值对比空白菌液荧
光值下降均不是很明显，抗生素的荧光值下降最大。这与荧光拍照
（图 5-11）的结果显示一致。这说明 α-2,3 脱氨基唾液酸化乳果糖与
α-2,6 脱氨基唾液酸化乳果糖可能对于沙门氏菌核酸的降解影响不
是很大。

5.5 小结

研究表明，脱氨基唾液酸化乳果糖对金黄色葡萄球菌具有一定的抑制作用，且 α-2,3 唾液酸化乳果糖的抑菌效果较好，抑菌率为30.55%。由扫描电镜图可以看出，脱氨基唾液酸化乳果糖的添加对金黄色葡萄球菌有一定的影响。荧光分光光度计和倒置荧光显微镜观察结果表明，α-2,3 和 α-2,6 唾液酸化乳果糖处理后使其荧光值分别下降 47.05%±3.06%和 51.16%±2.40%，这说明脱氨基唾液酸化乳果糖对于金黄色葡萄球菌核酸降解有一定的影响。脱氨基唾液酸化乳果糖对大肠杆菌的生长也产生一定的抑制作用，添加 α-2,3 脱氨基唾液酸化乳果糖和乳果糖在 6h 时对大肠杆菌抑制效率达到最大，均为 32.09%。但是脱氨基唾液酸化乳果糖对沙门氏菌的生长抑制较弱，没能造成明显的影响。此类生物活性物质虽不能如抗生素般直接杀死细菌，但是作为一种功能性食品添加物对于人体肠道的健康有很大的益处。

第 6 章
脱氨基唾液酸化乳果糖对肠道益生菌的影响

　　肠道菌群可分为有益菌与有害菌两种，二者存在生理性动态平衡。在这种状态下，肠道中的正常菌群对肠道的结构、功能和健康具有重要作用。研究表明，寡糖对乳酸杆菌和双歧杆菌有明显的促进作用。这可能是因为双歧杆菌能很好地利用功能性低聚糖。双歧杆菌（*Bifidobacterium*）是 1899 年法国科学家从母乳喂养婴儿的粪便中分离出来的杆菌，目前双歧杆菌属分为 24 种，通常婴儿肠道内主要优势菌为短双歧杆菌（*B.breve*）和婴儿双歧杆菌（*B.infantis*）。双歧杆菌是保证正常人体肠道环境的优势益生菌，改变其在肠道内的数量可以在一定程度上控制某些疾病的发生。植物乳杆菌属于乳酸菌，具有调节肠道菌群平衡、降低胆固醇水平与参与机体免疫等多种功能。乳酸菌和双歧杆菌在肠道内能形成正常菌群并产生短链脂肪酸，使肠道酸度增加，从而抑制肠道内不耐酸病原菌的繁殖，在动物肠道内还可产生细菌素、类细菌素、过氧化氢和某些有机酸等，并可黏附于肠道细胞上，产生占位性竞争和营养性竞争作用。

　　本章通过微孔板浊度法探究脱氨基唾液酸化乳果糖对双歧杆菌与植物乳杆菌的生长影响，并通过对比乳果糖的增殖效果，来讨论其体外增殖效率。为脱氨基唾液酸化乳果糖作为益生元促进双歧杆菌和植物乳杆菌增殖提供一定的理论基础，为开发新型唾液酸化寡糖在功能食品中广泛而深入的研究建立一个良好的平台。特别是为益生元对食品工艺技术和产品品质的影响方面提供有益的理论基础。

6.1 材料与方法

6.1.1 供试菌种

短双歧杆菌（*Bifodobacteriom.beroe*）、婴儿双歧杆菌（*Bifido-bacterium. infants*）植物乳杆菌（*L. plantarum*）均由河南科技学院食品学院微生物实验室保存。

6.1.2 试剂

乳果糖，UK；脱氨基唾液酸化乳果糖，河南科技学院食品学院实验室制备；MRS 肉汤，北京奥博星生物技术有限责任公司；琼脂粉，北京奥博星生物技术有限责任公司。

6.1.3 仪器设备

参照 2.1.2 仪器与设备。

6.1.4 试验方法

6.1.4.1 样品的配制

参照 5.1.4.1 样品的配制。

6.1.4.2 培养基的配制

称取 48.3g 的 MRS 肉汤成品粉末，加入 1000mL 蒸馏水加热煮沸至溶解，分装液体培养基与固体培养基两部分，固体培养基每瓶加入 1.5%的琼脂粉末，使用封口膜封口后在 121℃高温下灭菌 15min备用。

6.1.4.3 菌种复苏

短双歧杆菌、婴儿双歧杆菌、植物乳杆菌的活化按 0.1%的接种量接入 MRS 培养基上，在 37℃的智能生化培养箱中培养 24h，反复活化 2～3 次。然后把 MRS 固体培养基加热熔化，待培养液冷却至大约 50℃时，倾入一次性培养皿中，紫外灯光照射下待凝固。用 1mL灭菌枪头取少量菌种，在无菌平板表面进行 Z 字划线法得到较多独立分布的单个细胞，于 42℃培养箱中，经过 24h 培养后生长繁殖成单菌落。放在 4℃的冰箱内保存。

6.1.4.4 生长曲线

挑去单菌落的菌株到 EP 管内，用封口膜密封，隔绝空气后，放入 37℃的恒温培养箱内培养 18h。通过紫外可见光度计测定，将活化 18 h 后的婴儿双歧杆菌和短双歧杆菌细胞悬浮液的吸光值稀释至 $OD_{600} \approx 0.05$。100μL 两种双歧杆菌悬浊液做空白对照，与分别添加了 10μL 乳果糖组、α-2,3 脱氨基唾液酸化乳果糖组和 α-2,6 脱氨基唾液酸化乳果糖组至 100μL 的溶液进行比较。将其置于微孔板恒温培养器在 37℃静置微厌氧条件下进行培养。使用酶标仪在 600nm下定时测定吸光度，绘制活性曲线。

6.2 脱氨基唾液酸化乳果糖对婴儿双歧杆菌的影响

如图 6-1 所示，通过比较不同浓度的添加物在一定时间内对婴儿双歧杆菌生长的影响可以得出：α-2,3 脱氨基唾液酸乳果糖的最佳作用浓度为 8mg/mL。不同浓度的 α-2,6 脱氨基唾液酸化乳果糖和乳果糖的添加对婴儿双歧杆菌的影响不是很明显，但是相对于空白还是有一定的增殖效果,其中 8mg/mL 的 α-2,6 脱氨基唾液酸乳果糖整体增殖效果比较明显。阳性对照乳果糖对双歧杆菌的增长也具有一定的促进作用。从图 6-1（d）中可以看出，α-2,3 脱氨基唾液酸乳果糖对婴儿双歧杆菌增殖效果最明显。在 10h 时，α-2,3 脱氨基唾液酸化乳果糖、α-2,6 脱氨基唾液酸化乳果糖和乳果糖对婴儿双歧杆菌的增殖效果最明显，其促进率分别为 54.47%、32.39%、28.04%。

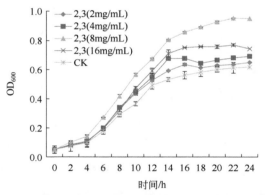

(a) 不同浓度α-2,3脱氨基唾液酸化乳果糖的增殖活性

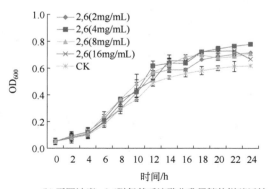

(b) 不同浓度α-2,6脱氨基唾液酸化乳果糖的增殖活性

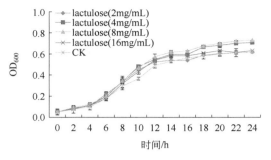

(c) 不同浓度乳果糖的增殖活性

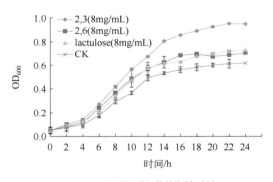

(d) 不同添加物的阳性对照

图 6-1　脱氨基唾液酸化乳果糖对婴儿双歧杆菌活性的影响

6.3　脱氨基唾液酸化乳果糖对短双歧杆菌的影响

如图 6-2 所示，不同浓度 α-2,3 脱氨基唾液酸化乳果糖体外培养对短双歧杆菌有增殖效果，8mg/mL 的 α-2,3 脱氨基唾液酸化乳果糖的增殖效果最好，其促进率最高为 41.95%。同样 8mg/mL 的 α-2,6 脱氨基唾液酸化乳果糖的增殖效果也很好，最高促进率 31.25%。8mg/mL 的乳果糖与 8mg/mL 的 α-2,6 脱氨基唾液酸化乳果糖对短双歧杆菌的生长的影响相近，其最大促进率为 29.81%。可以得出，脱氨基唾液酸化糖在一定程度上对短双歧杆菌有增殖效果,其中 α-2,3 脱氨基唾液酸化乳果糖的增殖效果最明显。

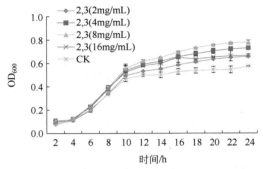

(a) 不同浓度α-2,3脱氨基唾液酸化乳果糖的增殖活性

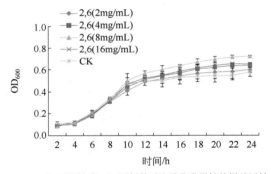

(b) 不同浓度α-2,6脱氨基唾液酸化乳果糖的增殖活性

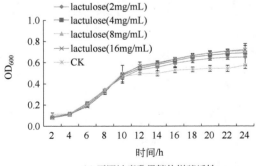

(c) 不同浓度乳果糖的增殖活性

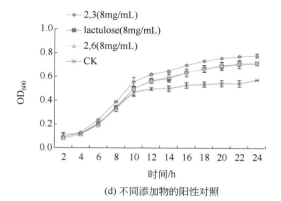

(d) 不同添加物的阳性对照

图 6-2　脱氨基唾液酸化乳果糖对短双歧杆菌活性的影响

6.4　脱氨基唾液酸化乳果糖对植物乳杆菌的影响

如图 6-3（a）和（b）图可得 α-2,3 和 α-2,6 脱氨基唾液酸化乳果糖的浓度为 8mg/mL 时促进效果优于同组其他剂量。由图 6-3（d）可得，最佳浓度的 α-2,3 脱氨基唾液酸化乳果糖、α-2,6 脱氨基唾液酸化乳果糖比最佳浓度的乳果糖对植物乳杆菌的增殖效果还要明显，以及培养 12h 后相应浓度对短双歧杆菌的促进率分别为 43.3%、36.2%，8mg/mL 的乳果糖的增殖率为 27.4%。脱氨基唾液酸化乳果糖对植物乳杆菌的增殖具有一定的作用，且其增殖效果大于乳果糖。

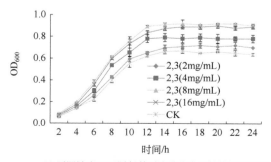

(a) 不同浓度α-2,3脱氨基唾液酸化乳果糖的增殖活性

图 6-3

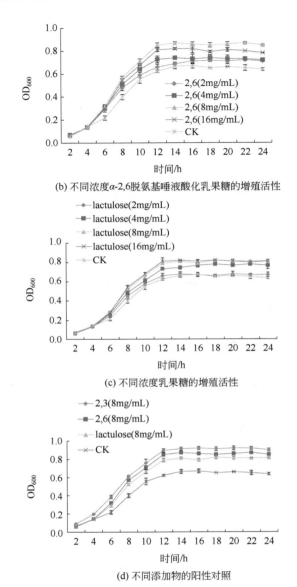

(b) 不同浓度α-2,6脱氨基唾液酸化乳果糖的增殖活性

(c) 不同浓度乳果糖的增殖活性

(d) 不同添加物的阳性对照

图 6-3   脱氨基唾液酸化乳果糖对植物乳酸菌活性的影响

6.5 小结

由生长曲线可知，添加 α-2,3 脱氨基唾液酸化乳果糖和 α-2,6 脱氨基唾液酸化乳果糖对双歧杆菌和植物乳杆菌具有一定的增殖作

用。在 10h 时，α-2,3 脱氨基唾液酸化乳果糖对于婴儿双歧杆菌和短双歧杆菌的增殖率分别为 54.47%和 41.95%；α-2,6 唾液酸乳果糖对婴儿双歧杆菌和短双歧杆菌的增殖率为 32.39%和 31.25%。在 12h时，α-2,3 脱氨基唾液酸化乳果糖与 α-2,6 脱氨基唾液酸化乳果糖对植物乳杆菌的增殖率分别为 43.3%、36.2%，高于此刻乳果糖的增殖率为 27.4%。因此，合成的新型脱氨基唾液酸化乳果糖能够对双歧杆菌和植物乳杆菌的增殖具有良好的促进作用，且 α-2,3 脱氨基唾液酸化乳果糖的效果最好。

第7章

应用 Illumina 高通量测序技术探究唾液酸化乳果糖对小鼠肠道菌群的影响

    乳果糖具有调节肠道菌群、提高免疫力、改善新陈代谢等独特生理功能，还可以降低血氨、导泻，用于各种肝性疾病的防治。唾液酸是一类普遍存在于生物系统中的天然糖酸类化合物，因最初是从牛下颌唾液腺中分离出而得名。唾液酸通常以短链残基的形式，通过 α-糖苷键连接在细胞膜最外面的糖类部分以及分泌的糖脂、糖蛋白和脂多糖等糖缀合物的尾端，是细胞信息传输的首个接触位点，在很多病理和生理进程中起着重要的作用。以寡糖为受体，唾液酸为供体原料，通过化学方法或酶法合成的唾液酸寡糖具有促进双歧杆菌增殖、降低血内毒素及血氨、增强机体免疫力的作用。基于唾液酸化寡糖重要的生物学作用，唾液酸化寡糖缀合物的合成以及以天然产物为受体进行唾液酸化修饰在化学和生物学界正在成为一个研究热点，但目前关于唾液酸化乳果糖对生物体内肠道菌群的影响情况还鲜有报道。

    越来越多的研究证明，肠道微生物在肠道营养吸收、机体代谢、免疫发育及抵抗病原体等方面起到不可替代的作用。肠道微生态的失衡不仅会引起消化道相关疾病，如肠易激综合征（IBS）、炎症性肠病（IBD）、肝脏相关疾病、结肠癌等相关疾病，而且与多种肠道外疾病，如肥胖、代谢综合征、糖尿病、自闭症、过敏性疾病以及心血管疾病等密切相关。肠道微生物基因组至少包括330万个基因，大约为人体基因组的150倍，被视作人类"第二基因组"。随着人们对肠道微生物重要性的认识逐步加深，近些年来肠道菌群的结构功能、多样性、影响因素、代谢机理以及其与疾病和免疫的关系已经成为科研热门领域。肠道微生物研究的主要障碍是肠道菌群的鉴定技术，传统的培养方法只限于对环境样品中极少部分（0.1%～1%）可培养的微生物类群的研究，只能反映出样品中少数的优势菌群信息，准确率低、局限性大，导致了庞大的微生物菌群无法被完全认知。近年来，分子生物学技术在微生物群落分析上的应用愈加广泛，主要方法有聚合酶链式反应（polymerase chain reaction，PCR）、变性梯度凝胶电泳（denaturing gradientgel electrophoresis，DGGE）、荧光原位杂交、末端限制性片段长度多态性及构建克隆文库等。相对而言，高通量测序具有测序片段短、无需构建基因文库、高输出量和高解析度的特点，且测序结果覆盖整个微生物群落的信息，可以对复杂样品进行分类学鉴定和多样性分析，已经成为现代生命科学研究的常用技术，在肠道菌群的研究中应用广泛，使研究人员对肠道菌群的构成有了更加全面的认识。

本试验对小鼠进行唾液酸化乳果糖灌胃实验，采用 Illumina 高通量测序技术对小鼠肠道菌群进行研究，探究唾液酸化乳果糖对肠道菌群的影响。

7.1 材料与方法

7.1.1 材料与试剂

18只6～8周龄清洁级雌性昆明小鼠，由美吉生物集团提供。

乳果糖，英国 Carbosynth Ltd 公司；Kdn-α-2,3 lactulose、Kdn-α-2,6 lactulose、Neu5Ac-α-2,3 lactulose 和 Neu5Ac-α-2,6 lactulose，河南科技学院食品学院粮油实验室制备。

E.Z.N.A®.Mag-Bind® Stool DNA Kit 美国 Omega；AxyPrepDNA 凝胶回收试剂盒 美国 AXYGEN 公司；TruSeq™ DNA Sample Prep Kit Illumina 公司。

7.1.2 仪器与设备

ABI GeneAmp® 9700 型 美国 ABI 公司；QuantiFluor™-ST 蓝色荧光定量系统 美国 Promega 公司；MiSeq 测序仪 美国 Illumina 公司。

7.1.3 方法

7.1.3.1 动物分组处理

将 18 只清洁级昆明小鼠随机均分为 6 组：空白组、乳果糖组、Kdn-α-2,3 lactulose 组、Kdn-α-2,6 lactulose 组、Neu5Ac-α-2,3 lactulose 组和 Neu5Ac-α-2,6 lactulose 组。饲养期间，供给充足的饲料和饮水（灭菌水）供小鼠自由摄取。适应性喂养 1 周后进行正式试验。按照表 7-1 的方案，每天使用生理盐水或寡糖溶液对小鼠进行定时灌胃，连续灌胃 14 天。

表 7-1　小鼠分组和给药方案

组别	灌胃量/mL	灌胃处理方式
空白组	0.2	生理盐水
乳果糖组	0.2	乳果糖（5mg/mL）
Kdn-α-2,3 lactulose 组	0.2	Kdn-α-2,3 lactulose（5mg/mL）
Kdn-α-2,6 lactulose 组	0.2	Kdn-α-2,6 lactulose（5mg/mL）
Neu5Ac-α-2,3 lactulose 组	0.2	Neu5Ac-α-2,3 lactulose（5mg/mL）
Neu5Ac-α-2,6 lactulose 组	0.2	Neu5Ac-α-2,6 lactulose（5mg/mL）

7.1.3.2 小鼠粪便采集

最后一次灌胃 24h 后，收集各组小鼠粪便。固定小鼠，将其尾部提起，利用温湿的棉球刺激、轻压小鼠的下腹部，将采集的新鲜粪便置于冻存管中，−80℃超低温冰箱保存。

7.1.3.3 小鼠粪便基因组 DNA 的提取

采用 E.Z.N.A.® Mag-Bind® Stool DNA Kit 试剂盒提取各组小鼠粪便样品中微生物的总 DNA，具体步骤按照试剂盒说明书操作。利用 1%琼脂糖凝胶电泳检测抽提的基因组 DNA。所提取的 DNA 于 −80℃保存。

7.1.3.4 16S rDNA V3-V4 区的 PCR 扩增

针对 16S rDNA V3-V4 区，合成带有 barcode 的特异引物，以提取的基因组 DNA 为模板，利用 338F（5′-ACT CCT ACG GGA GGC AGC AG-3′）和 806R（5′-GGA CTA CHV GGG TWT CTA AT-3′）为引物进行 PCR 扩增，采用 TransGen AP221-02：TransStartFastpfu DNA Polymerase 反应体系。每个样品 3 个重复，将同一样品的 PCR 产物混合后用 2%琼脂糖凝胶电泳检测，使用 AxyPrepDNA 凝胶回收试剂盒切胶回收 PCR 产物并用 AxyPrep DNA Gel Extraction Kit 纯化，Tris-HCl 洗脱，2%琼脂糖电泳检测。参照电泳初步定量结果，将 PCR 产物用 QuantiFluor™-ST 蓝色荧光定量系统进行检测定量。

7.1.3.5 Illumina 高通量测序

根据 QuantiFluor™-ST 定量结果，按等质量浓度混合样品，根据 Illumina MiSeq 平台标准操作规程对纯化后的扩增片段构建 PE 2×300 的文库，在 Illumina Miseq PE300 平台上机测序。Miseq 测序得到的 PE reads 首先根据 overlap 关系进行拼接，同时对序列质量进行质控和过滤，区分样本后进行 OTU 聚类分析和物种分类学分析，基于 OTU 聚类分析结果，可以对 OTU 进行多种多样性指数分析，以及对测序深度的检测；基于分类学信息，可以在各个分类水平上进行样本群落组成统计分析。

7.2　物种注释与评估

7.2.1　测序数据统计

利用 Trimmomatic 及 FLASH 软件对小鼠肠道样本的原始序列进行质控和拼接，经序列优化后共获得 1246558 条高质量序列，各处理组的序列分布情况如表 7-2 所示。各处理组优化序列在 60600～79088 之间，平均长度范围为 435.54～444.62bp。根据 16S rRNA 基因序列相似度与细菌分类地位之间的对应关系，利用软件 Usearch（vsesion 7.0 http://drive5.com/uparse/）对样品序列进行 OTU 划分，对 97%相似水平下的 OTU 进行生物信息统计分析，由表 7-2 可知，各处理组获得的 OUT 范围为 455～527，其中空白组 OUT 数目最低为 455，在唾液酸化乳果糖组中，Neu5Ac-α-2,6 lactulose 组 OUT 数目较高，与乳果糖组最为接近。

表 7-2　各组样品有效序列与 OTU 数量统计

组别	优化序列数	平均长度/bp	参与 OUT 划分的序列数	OUT数目
空白	71283	435.54	49828	455
乳果糖	79088	441.77	60149	527
Kdn-α-2,3 lactulose	63416	442.54	43461	496
Kdn-α-2,6 lactulose	79560	439.14	55509	517
Neu5Ac-α-2,3 lactulose	65668	440.35	45502	518
Neu5Ac-α-2,6 lactulose	60600	442.09	43703	527

7.2.2　不同分类水平上的物种注释

采用 RDP classifier 贝叶斯算法对 97%相似水平的 OTU 代表序列对比 Silva 数据库进行分类学分析，分别在门和科分类水平统计各样本的群落结构组成情况。由图 7-1（见彩插）可知，从 6 组样品中共鉴定出 6 个细菌门，分别是拟杆菌门（Bacteroidetes）、厚壁菌门（Fir- micutes）、变形菌门（Proteobacteria）、放线菌门（Actino- bacteria）、脱铁杆菌门（Deferribacteres）和未分类菌群。其中拟杆菌门（Bac- teroidetes）和厚壁菌门（Firmicutes）为各组小鼠肠道菌群的优势菌门，在空白组中的相对丰度为 83.81%，在乳果糖组和唾液酸化乳果糖组的相对丰度均在 90% 以上。其中，拟杆菌门（Bacteroidetes）在乳果糖组的相对丰度最高，为 69.17%，在空白组的相对丰度最低，为 39.00%，与空白组相比，拟杆菌门（Bacteroidetes）在 Kdn-α-2,3 lactulose（A）、Kdn-α-2,6 lactulose（B）、Neu5Ac-α-2,3 lactulose（C）和 Neu5Ac-α-2,6 lactulose（D）组的相对丰度分别增加了 10.32%、17.74%、22.69%、21.60%。厚壁菌门（Firmicutes）在空白组中相对丰度最高，为 44.81%，在乳果糖组的相对丰度最低，为 23.60%，在唾液酸化乳果糖组中，厚壁菌门的相对丰度均低于空白组，分别降低了 2.73%、6.49%、12.76%、13.57%。此外，变形菌门（Proteobacteria）在空白组中相对丰度最高，为 12.01%，在乳果糖组和唾液酸化乳果糖组的相对丰度与空白组相比均有所降低。

各组小鼠肠道菌群在科水平上主要物种相对丰度的变化如图 7-2（见彩插）所示。空白组在科的水平上相对丰度占优势地位的主要为 Bacteroidales_S24-7_group、Lachnospiraceae 毛螺菌科和 Ru- minococcaceae 瘤胃菌科，三者相对丰度之和达到 66.16%。Bac- teroidales_S24-7_group 在空白组的相对丰度为 25.29%，经灌胃唾液酸化乳果糖后，Kdn-α-2,6 lactulose（B）、Neu5Ac-α-2,3 lactulose（C）和 Neu5Ac-α-2,6 lactulose（D）组中 Bacteroidales_S24-7_group 相对丰度均增高。Lachnospiraceae 毛螺菌科和 Ruminococcaceae 瘤胃菌科在空白组的相对丰度分别为 29.21%、11.66%，在各个唾液酸化乳果糖组中的相对丰度与空白组相比均有所降低。此外，与空白组相比，唾液酸化乳果糖组中 Lactobacillaceae 的相对丰度均有所增加，而 Helicobacteraceae 的相对丰度表现出明显的降低趋势，由此表明，唾液酸化乳果糖的摄入有利于提高有益菌群的数量，同时对致病菌的生长具有一定的抑制作用。

7.3 肠道菌群多样性指数分析

样品物种多样性可通过 Alpha 多样性分析来反映样品中物种的丰度和多样性。Alpha 多样性常用指数包括：Chao 指数、Ace 指数、Simpson 指数、Shannon 指数和 Coverage 指数。Chao 和 Ace 指数反映群落丰富度（Community richness），Chao 和 ACE 指数数值越大说明样品群落丰富度越大；Simpson 和 Shannon 指数反映群落多样性（Community diversity），Shannon 值越大，说明群落多样性越高，而 Simpson 值越大，则群落多样性越低；Coverage 代表各样本文库覆盖率，其数值越高，则样本中序列被测出的概率越高，可直接反映测序结果是否代表样本中微生物的真实情况。由表 7-3 结果可知，所有样本 Coverage 均在 0.998 以上，说明样品覆盖率高，样品中序列未被检测出的概率较低，测序结果具有真实性。各唾液酸化乳果糖组的 Ace 指数和 Chao 指数数值近似，略低于乳果糖组，但均大于空白组，表明唾液酸化乳果糖可使小鼠肠道菌群丰富度增加。在 6 组样品中 Neu5Ac-α-2,3 lactulose（C）和 Neu5Ac-α-2,6 lactulose（D）组的 Shannon 值较大，分别为 4.42、4.38，且 Simpson 值较小，分别为 0.0351、0.0294，表明其物种多样性较高。另外，稀释曲线分析结果发现（图 7-3，见彩插），各组样本的 OTU 数目随着测序深度的增加也随之增大，但增大的幅度呈递减趋势，基本达到饱和，表明样品测序数据量合理，且具有一定的深度。

表 7-3 各组样品的多样性指数分析

样品	Ace	Chao	Shannon	Simpson	Coverage
N	503	522	4.17	0.0415	0.9986
E	582	585	3.84	0.0765	0.9987
A	560	565	3.60	0.1007	0.9980
B	561	578	4.42	0.0351	0.9988
C	557	556	4.38	0.0294	0.9986
D	562	565	4.12	0.0493	0.9987

7.4 肠道菌群样本组成分析

Heatmap 图是以颜色梯度来表征数据数值的大小，并呈现群落物种组成信息。通常根据物种或样本间丰度的相似性进行聚类，并将结果呈现在群落 Heatmap 图上，可使高丰度和低丰度的物种分块聚集，通过颜色变化与相似程度来反映不同样本在各分类水平上群落组成的相似性和差异性。从物种和样本两个层面对 OTU 进行聚类，绘制不同分组在门水平上的 Heatmap 图，结果如图 7-4（见彩插）所示。由图 7-4 上端的样本间聚类看出，所有样本可大致分为 3 组，空白组（N）单独聚类为一组，而其他 5 组聚类为一大组，表明乳果糖及唾液酸化乳果糖的摄入对小鼠肠道菌群结构产生了显著的影响。其中乳果糖组独立为一组，Kdn-α-2,3 lactulose（A）、Kdn-α-2,6 lactulose（B）、Neu5Ac-α-2,3 lactulose（C）和 Neu5Ac-α-2,6 lactulose（D）组聚类为一组，反映了唾液酸化乳果糖组之间类似的群落结构，而唾液酸化乳果糖组又可分为两个分支：Kdn-α-2,3 lactulose（A）组和 Kdn-α-2,6 lactulose（B）组、Neu5Ac-α-2,3 lactulose（C）和 Neu5Ac-α-2,6 lactulose（D）组，其两组之间存在较高的相似度。另外，从图 7-4 左端物种聚类可以看出，拟杆菌门（Bacteroidetes）、厚壁菌门（Firmicutes）、变形菌门（Proteobacteria）在各处理组样本中所占比例较高，与空白组样本相比，唾液酸化乳果糖组中拟杆菌门（Bacteroidetes）丰度增加（颜色加深）、厚壁菌门（Firmicutes）和变形菌门（Proteobacteria）丰度明显降低（颜色变浅），该结果与不同分类水平上的物种注释结果相一致。此外，在空白组中相对丰度较高的脱铁杆菌门（Deferribacteres）和螺旋菌门（Spirochaetae）在其他组中相对丰度显著下降，其中唾液酸化乳果糖组于乳果糖组在此菌门上差异较小。以上结果表明，经摄入唾液酸化乳果糖的小鼠肠道菌群的结构及丰度与空白组相比均发生了显著变化，而 4 个唾液酸化乳果糖组之间的肠道菌群比例与分布较为接近。

7.5　肠道菌群样本 PCA 比较分析

　　PCA 分析（Principal Component Analysis），即主成分分析，通过分析不同样本群落组成可以反映样本间的差异和距离，PCA 运用方差分解，将多组数据的差异反映在二维坐标图上，坐标轴取值能够最大反映样品间差异的两个特征值。样本物种组成越相似，反映在 PCA 图中的距离越近。小鼠肠道菌群样本 PCA 分析结果如图 7-5 所示，第一主成分的贡献率为 83.76%，第二主成分的贡献率为 14.41%，累计贡献率达到 98.17%。由图 7-5 可以看出 Neu5Ac-α-2,3

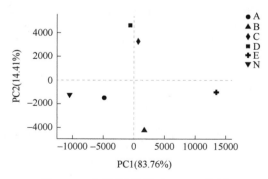

图 7-5　小鼠肠道样本 PCA 分析

lactulose（C）组和 Neu5Ac-α-2,6 lactulose（D）组距离较近，Kdn-α-2,6 lactulose（B）组虽落点较远，但在 PC1 轴上距离 Neu5Ac-α-2,3 lactulose（C）组较为接近，其样本菌群组成具有一定相似性。且根据主成分 1，空白组与唾液酸化乳果糖相距较远，表明唾液酸化乳果糖的摄入对小鼠肠道物种组成具有较大影响。

7.6 小结

通过 Illumina 高通量测序技术对不同小鼠粪便样本菌群的组成及结构进行分析。从小鼠粪便中检测到的优势菌门为拟杆菌门和厚壁菌门，这与 Ezirtzoglou 等研究结果一致。摄入唾液酸化乳果糖后，小鼠肠道拟杆菌门丰度增加，厚壁菌门丰度降低，变形菌门在空白组小鼠粪便菌群中的丰度最高，在其 5 组样品中均处于较低的水平。拟杆菌门和厚壁菌门是参与代谢未消化食物的细菌的主要类群，与宿主动物的肥胖有关，Turnbauch 等研究发现，肥胖鼠肠道厚壁菌门比正常鼠显著增多，而拟杆菌门则明显减少。变形菌门是细菌中最大的一门，包括大肠杆菌、沙门氏菌、霍乱弧菌、幽门螺旋杆菌等病原菌，这类细菌易引起动物腹泻。毛螺菌科和瘤胃菌科在各个唾液酸化乳果糖组中的丰度与空白组相比均有所降低，此外，与空白组相比，唾液酸化乳果糖组中乳杆菌科的丰度均有所增加，而螺杆菌科的丰度表现出明显的降低趋势。有研究显示，瘤胃菌科细菌在结直肠癌高风险人群肠道内要高于低风险人群，另一项研究也描述了毛螺菌科细菌与结直肠癌的相关性，而乳杆菌在维护动物体健康和调节免疫功能的作用已被广泛认可。肠道菌群多样性分析表明，唾液酸化乳果糖组的群落丰富度均高于空白组，其中 Kdn-α-2,6 lactulose 组和 Neu5Ac-α-2,3 lactulose 组的物种多样性较高。此外，根据各组小鼠肠道中菌群组成相似性的差异可知，唾液酸化乳果糖的摄入对小鼠肠道物种组成及丰度产生较大影响，但唾液酸化乳果糖组之间的差异较小。

因此，唾液酸化乳果糖的摄入可提高小鼠肠道菌群的丰度，增加物种多样性，调节肠道菌群结构，并在一定程度上增加有益菌群的数量，抑制致病菌的生长，对调节肠道菌群的平衡具有一定的帮助。

参 考 文 献

[1] Fleige S, Preissinger W, Meyer HH, et al. The immunomodulatory effect of lactulose on Enterococcus faecium fed preruminant calves[J]. *J Anim Sci*, 2009, 87: 1731-1738.

[2] Varki A. Sialic acids in human health and disease[J]. *Trends Mol Med*, 2008, 14: 351-360.

[3] Chen X, Varki A. Advances in the biology and chemistry of sialic acids[J]. *ACS Chem Biol*, 2010, 5: 163-176.

[4] Ferrero MA, Aparicio LR. Biosynthesis and production of polysialic acids in bacteria[J]. *Appl Microbiol Biotechnol*, 2010, 86: 1621-1635.

[5] Barile D, Rastall RA. Human milk and related oligosaccharides as prebiotics[J]. *Curr Opin Biotechnol*, 2013, 24: 214-219.

[6] Wang B. Molecular mechanism underlying sialic acid as an essential nutrient for brain development and cognition[J]. *Advances in Nutrition*, 2012, 3: 465-472.

[7] Yu H, Chokhawala H, Karpel R, et al. A multifunctional Pasteurella multocida sialyltransferase: a powerful tool for the synthesis of sialoside libraries[J]. *J Am Chem Soc*, 2005, 127: 17618-17619.

[8] Yu H, Huang S, Chokhawala H, et al. Highly efficient chemoenzymatic synthesis of naturally occurring and non-natural alpha-2, 6-linked sialosides: a P. damsela alpha-2, 6-sialyltransferase with extremely flexible donor-substrate specificity[J]. *Angew Chem Int Ed Engl*, 2006, 45: 3938-3944.

[9] Yu H, Cheng J, Ding L, et al. Chemoenzymatic synthesis of GD3 oligosaccharides and other disialyl glycans containing natural and non-natural sialic acids[J]. *J Am Chem Soc*, 2009, 131: 18467-18477.

[10] 刘芳，杨瑞金. 薄层色谱法快速分析乳果糖[J]. 食品与发酵工业，2008, 34 (1)：119-123.

[11] 刘志东，王荫榆. 唾液酸的研究进展[J]. 食品工业科技，2010, 31 (04)：368-373.

[12] 解鸿蕾，李春，刘宁. 超高效液相色谱-串联四极杆质谱法分析婴儿乳粉中的唾液酸[J]. 色谱，2013, 31 (8)：781-785.

[13] Seki N , Saito H . Lactose as a source for lactulose and other functional lactose derivatives[J]. International Dairy Journal, 2012, 22(2): 0-115.

[14] Panesar PS, Kumari S. Lactulose: Production, purification and potential applications[J]. Biotechnol Adv, 2011, 29 (6): 940-948.

[15] Cardelle-Cobas A, Corzo N, Olano A, et al. Galactooligosaccharides derived from

lactose and lactulose: Influence of structure on Lactobacillus , Streptococcus and Bifidobacterium growth[J]. Int J Food Microbiol, 2011, 149 (1): 81-87.

[16] Xiao C, Qiao Z, Hai Y, et al. Lactulose: an indirect antioxidant ameliorating inflammatory bowel disease by increasing hydrogen production[J]. Med Hypotheses, 2011, 76 (3): 325-327.

[17] Ballongue J, Schumann C, Quignon P. Effects of lactulose and lactitol on colonic microflora and enzymatic activity[J]. Scand J Gastroentero, 2016, 222 (1): 41-44.

[18] Kurniyati, Supaporn. Studies of sialic acid and sialidase in the oral spirochete, Treponema denticola[D]. Buffalo: State University of New York. 2015.

[19] Mehr K, Withers S G. Mechanisms of the sialidase and trans-sialidase activities of bacterial sialyltransferases from glycosyltransferase family 80 (GT80) [J]. Glycobiology, 2016, 26(4): 353-359.

[20] Pandey B K, Jabannavar V B, Sonoli S S, et al. Serum sialic acid and lipid levels in the offsprings of type 2 diabetic parents[J]. Journal of Krishna Institute of Medical Sciences University, 2015, 4(3): 89-92.

[21] Röhrig C H, Choi S S, Baldwin N. The nutritional role of free sialic acid, a human milk monosaccharide, and its application as a functional food ingredient[J]. CRC Critical Reviews in Food Technology, 2015, 57(5): 1017-1038.

[22] Miguel Ángel Ferrero, Leandro Rodríguez Aparicio. Biosynthesis and production of polysialic acids in bacteria[J]. Applied Microbiology and Biotechnology, 2010, 86(6): 1621-1635.

[23] Cohen L J , Esterhazy D , Kim S H , et al. Commensal bacteria make GPCR ligands that mimic human signalling molecules[J]. Nature, 2017, 549 (7699): 48-53.

[24] Caesar R, Fak F, Backhed F. Effects of gut microbiota on obesity and atherosclerosis via modulation of inflammation and lipid metabolism[J]. Journal of Internal Medicine, 2010, 268(4): 320-328.

[25] Biro F M, Wien M. Childhood obesity and adult morbidities[J]. American Journal of Clinical Nutrition, 2010, 91(5): 1499S-1505s.

[26] Reddy B L , Saier M H . Autism and our intestinal microbiota[J]. Journal of Molecular Microbiology and Biotechnology, 2015, 25(1): 51-55.

[27] Qin J, Li R, Raes J, et al. A human gut microbial gene catalogue established by metagenomic sequencing[J]. Nature, 2010, 464: 59-65.

[28] Lisha T , Shu W , Xingan L , et al. Preliminary analysis of intestinal bacterial protein components in mouse by flight Mass Spectrometry[J]. Chinese Journal of Microecology, 2010, 22(8): 673-675.

[29] Hjelmso M H, Hansen L H, Baelum J, et al. High-resolution melt analysis for rapid comparison of bacterial community compositions[J]. Applied and Environmental

Microbiology, 2014, 80(12): 3568-3575.

[30] Delgado S, Leite A M, Ruas-madiedo P, et al. Probiotic and technological properties of Lactobacillus spp. strains from the human stomach in the search for potential candidates against gastric microbial dysbiosis[J]. Frontiers in Microbiology, 2014, 5: 766.

[31] Sabirova J S, Xavier B B, Coppens J, et al. Whole-genome typing and characterization of blaVIM19-harbouring ST383 Klebsiella pneumoniae by PFGE, whole-genome mapping and WGS[J]. Journal of Antimicrobial Chemotherapy, 2016, 71(6): 1501-1509.

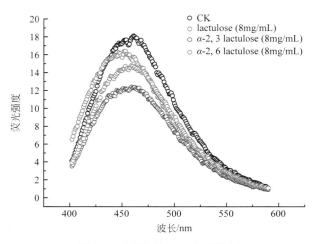

图3-4 大肠杆菌DNA含量的变化

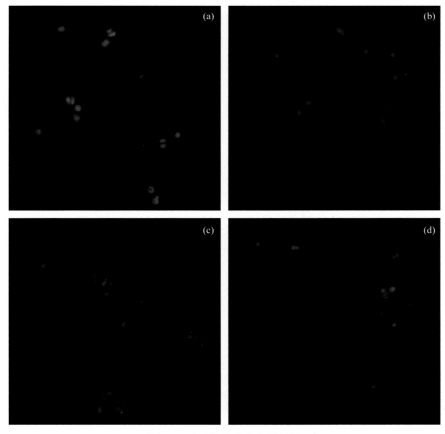

图3-5 大肠杆菌荧光显微镜图

（a）空白对照组；（b）8mg/mL α-2,3 乙酰唾液酸化乳果糖处理；
（c）8mg/mL α-2,6 乙酰唾液酸化乳果糖处理；（d）8mg/mL 乳果糖处理

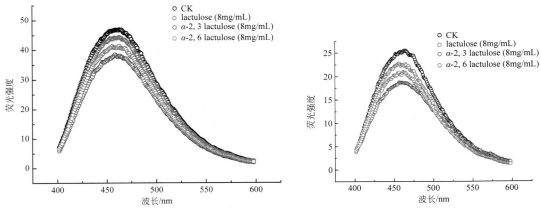

图3-6　沙门氏菌DNA含量的变化　　　　　图3-8　金黄色葡萄球菌DNA含量的变化

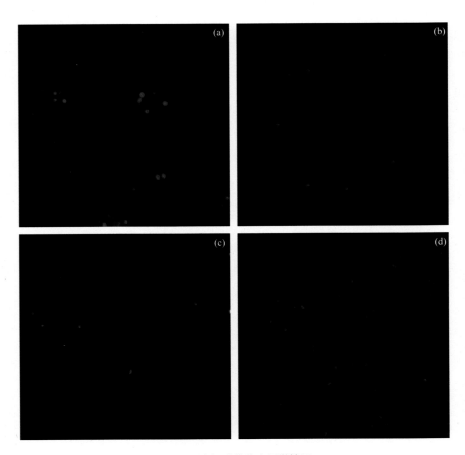

图3-7　沙门氏菌荧光显微镜图

（a）空白对照组；（b）8mg/mL α-2,3 乙酰唾液酸化乳果糖处理；

（c）8mg/mL α-2,6 乙酰唾液酸化乳果糖处理；（d）8mg/mL 乳果糖处理

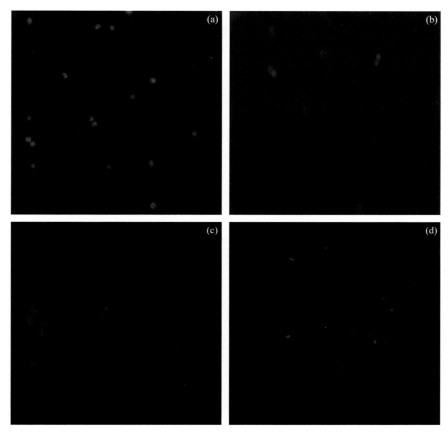

图3-9　金黄色葡萄球菌荧光显微镜图

（a）空白对照组；（b）8mg/mL α-2,3 乙酰唾液酸化乳果糖处理；
（c）8mg/mL α-2,6 乙酰唾液酸化乳果糖处理；（d）8mg/mL 乳果糖处理

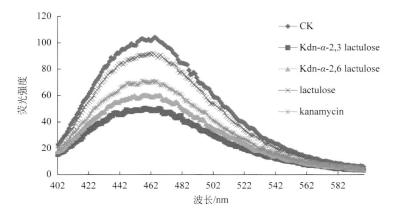

图5-4　金黄色葡萄球菌DNA含量的变化

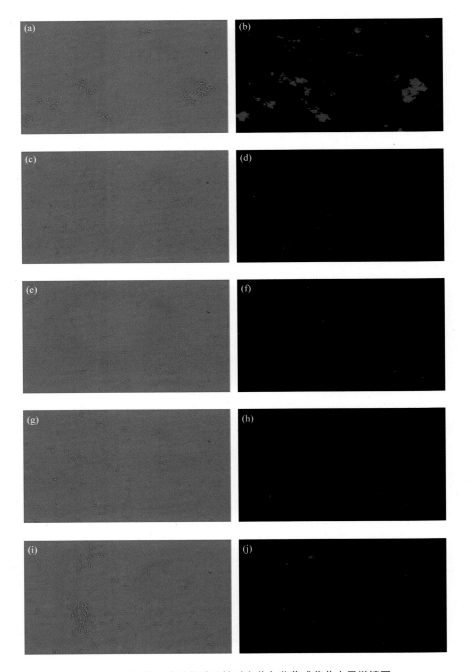

图5-3　脱氨基唾液酸化乳果糖对金黄色葡萄球菌荧光显微镜图

（a）对照组；（b）荧光对照组；（c）乳果糖组；（d）乳果糖荧光组；（e）卡那霉素组；（f）卡那霉素荧光组；
（g）α-2,3 脱氨基唾液酸化乳果糖组；（h）α-2,3 脱氨基唾液酸化乳果糖荧光组；
（i）α-2,6 脱氨基唾液酸化乳果糖组；（j）α-2,6 脱氨基唾液酸化乳果糖荧光组

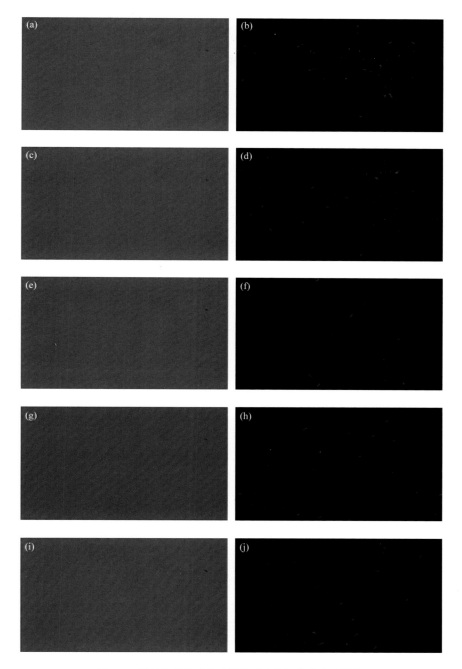

图 5-7　脱氨基唾液酸化乳果糖对大肠杆菌荧光显微镜图

（a）对照组；（b）荧光对照组；（c）乳果糖组；（d）乳果糖荧光组；（e）卡那霉素组；（f）卡那霉素荧光组；
（g）α-2,3 脱氨基唾液酸化乳果糖组；（h）α-2,3 脱氨基唾液酸化乳果糖荧光组；
（i）α-2,6 脱氨基唾液酸化乳果糖组；（j）α-2,6 脱氨基唾液酸化乳果糖荧光组

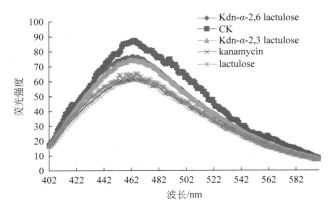

图5-8　大肠杆菌DNA含量的变化

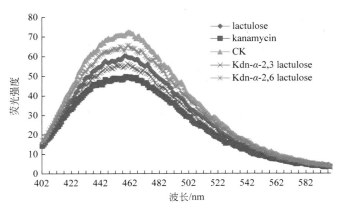

图5-12　沙门氏菌DNA含量的变化

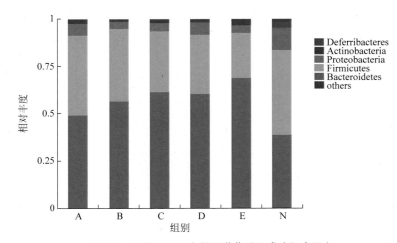

图7-1　不同处理组小鼠肠道菌群组成（门水平）

A—Kdn-α-2,3 lactulose 组；B—Kdn-α-2,6 lactulose 组；C—Neu5Ac-α-2,3 lactulose 组；

D—Neu5Ac-α-2,6 lactulose 组；E—乳果糖组；N—空白组，下同

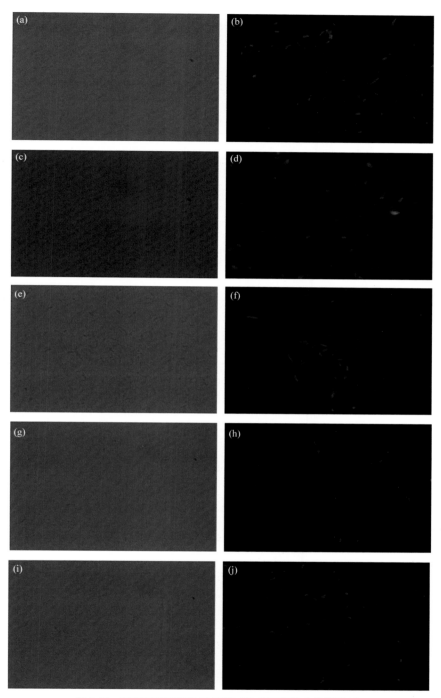

图 5-11　脱氨基唾液酸化乳果糖对沙门氏菌荧光显微镜图

（a）对照组；（b）荧光对照组；（c）乳果糖组；（d）乳果糖荧光组；（e）卡那霉素组；（f）卡那霉素荧光组；
（g）α-2,3 脱氨基唾液酸化乳果糖组；（h）α-2,3 脱氨基唾液酸化乳果糖荧光组；
（i）α-2,6 脱氨基唾液酸化乳果糖组；（j）α-2,6 脱氨基唾液酸化乳果糖荧光组

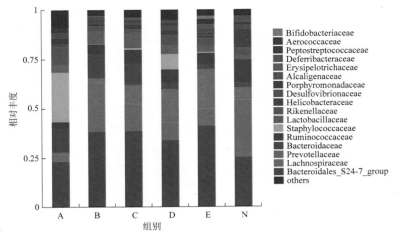

图7-2　不同处理组小鼠肠道菌群组成（科水平）

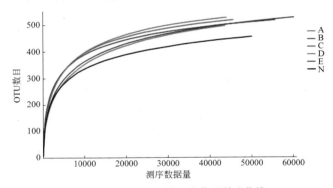

图7-3　6组样品的肠道菌群稀疏曲线

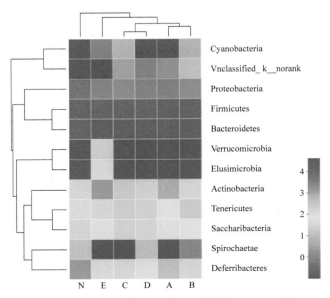

图7-4　小鼠肠道菌群门水平群落结构Heatmap图